刘小白　肖旭平　主编 --

耳鼻喉科普故事选萃

小白姐说耳鼻喉故事

U0200037

学苑出版社

图书在版编目（CIP）数据

耳鼻喉科普故事选萃 / 刘小白，肖旭平主编 . — 北
京 ：学苑出版社，2023.4
ISBN 978-7-5077-6593-9

Ⅰ . ①耳… Ⅱ . ①刘… ②肖… Ⅲ . ①耳鼻咽喉病—
防治—普及读物 Ⅳ . ① R76-49

中国国家版本馆 CIP 数据核字（2023）第 035005 号

责任编辑 ：黄小龙
出版发行 ：学苑出版社
社 　　址 ：北京市丰台区南方庄 2 号院 1 号楼
邮政编码 ：100079
网 　　址 ：www.book001.com
电子邮箱 ：xueyuanpress@163.com
联系电话 ：010-67601101（营销部）、010-67603091（总编室）
印 刷 厂 ：北京建宏印刷有限公司
开本尺寸 ：710mm×1000mm 1/16
印 　　张 ：18.75
字 　　数 ：250 千字
版 　　次 ：2023 年 4 月第 1 版
印 　　次 ：2023 年 4 月第 1 次印刷
定 　　价 ：78.00 元

序

　　耳鼻咽喉头颈外科是一门独特的学科，涉及范围广，包括耳、鼻、咽喉、头颈部等，控制着人体的听觉、嗅觉、平衡觉以及呼吸、发声、吞咽等，与生活息息相关。"叙事医学"一词源于美国内科医生丽塔·卡伦（Rita Charon）的《叙事医学：形式、功能和伦理》一文，叙事是指通过叙述自己的经历、行为、思想等的方式让其他人了解其人格特征、内心体验与情感、社会关系与文化背景等，而叙事医学则是结合叙事的人文特征和医学的科学特征而形成的一门新兴学科。叙事医学的精髓在于倾听，用心倾听患者和疾病的故事，并为之采取相应的对策和行动。

　　主编刘小白护士长在临床护理及护理管理的岗位上工作了 30 余年，有着丰富的耳鼻咽喉头颈外科的临床护理经验。她在传统媒体和新媒体上共发表了 100 多篇科普通讯稿，从 2016 年起至今每年举办耳鼻咽喉头颈外科健康科普宣教研讨班，旨在组织同仁共同探讨更好的健康科普宣教方式和内容，快速提高疾病的治疗效果。另一位主编肖旭平教授作为湖南省人民医院（湖南师范大学附属第一医院）耳鼻咽喉头颈外科学科主任，具有扎实的专科理论知识，积累了丰富的诊治经验，他总结创作的头颈肿瘤"三个七、四个八"鉴别原则深入人心。他作为湖南省县级公立医院专科能力建设项目的牵头人，在提升县级公立医院诊疗技术和健康科普宣教能力方面做出了极大的努力。他从 2009 年开始在中央电视台中文国际频道（CCTV-4）、科教频道（CCTV-10）和湖南省各级电视台、广播电台宣讲耳鼻咽喉头颈外科科普知识。

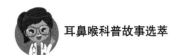

  随着社会的进步、环境的变化，人民群众更加重视生命质量和健康安全，在信息发达的时代，网络科普内容良莠不齐，部分内容缺乏科学证据，导致患者在治疗过程中受到错误引导，故而科学、系统、权威的健康宣教尤为重要。书中以说故事的形式对耳鼻咽喉头颈外科典型疾病案例进行了叙述、归纳和总结，并基于疾病的发病机制和诊疗的临床经验，制作了相关知识的延伸阅读。相信此书的出版能够为我国的人民群众、基层医务工作者以及相关从业人员提供参考和帮助。

湖南省人民医院（湖南师范大学附属第一医院）副院长

秦月兰

2022 年 12 月

前　言

随着工业化、城镇化、人口老龄化进程加快，疾病谱、生态环境、生活方式等发生变化，给维护和促进健康带来新挑战。人民群众更加重视生命质量和健康安全，对健康服务供给、升级提出了更高要求。提供健康知识的渠道越来越多，但是权威的、科学的、准确的健康知识才能使民众免入误区。

书中的"小白姐"为从事临床护理及护理管理工作30余年的湖南省人民医院（湖南师范大学附属第一医院）耳鼻咽喉头颈外科一病区护士长、副主任护师刘小白。她管理着"小白姐说耳鼻喉故事"这个科普宣传IP，长期致力于探索耳鼻咽喉科普健康宣教，并在国内多家刊物上发表了科普文章，组织多种形式的科普宣教活动，举办多期科普宣传培训班，获得了一定的社会影响力。

本书收集整编了近年来湖南省人民医院（湖南师范大学附属第一医院）耳鼻咽喉头颈外科科室人员在传统媒体和新媒体发表的专科科普宣教文章，所举的均为临床典型病例及鲜活事例，图文并茂，生动形象，通俗易懂，内容涵盖耳、鼻、咽喉、头颈等相关疾病的健康理念和疾病防治知识，具有科学性、原创性、通俗性，提升了知识和技能的可获得性。

本书在向百姓普及疾病防治知识的同时，对基层医务工作者也具有一定的指导意义。限于编者的水平，诚挚期待广大读者的批评指正，以便在后续的工作中能够进行改进和完善。

肖旭平

2022 年 11 月

目　录

第一篇　耳科

第二篇　鼻科

第三篇 咽喉科

第四篇　头颈科

附 录

第一篇　耳科

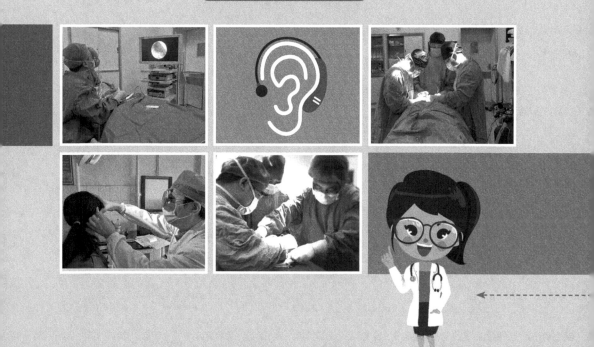

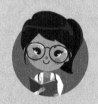

小虫子酿大祸，萤火虫、蟑螂 统统跑进耳朵 01

"竹深树密虫鸣处，时有微凉不是风。"夏季，虫类活动频繁，尤其是夜晚，有人类活动和灯光的地方更能吸引它们，其中有些误入人的耳朵、眼睛里，害人又害己……

小白姐的话

7月8日凌晨，湖南省人民医院（湖南师范大学附属第一医院）耳鼻咽喉头颈外科接诊了一名蟑螂爬进耳朵的男子。这名45岁的陈姓男子家住长沙县，晚上在自家堂屋的竹床上睡觉，半夜突然因右耳内钻心的疼痛惊醒，感觉有东西在里面钻，用手拍打耳朵、侧头蹦跳都没能把虫子弄出来。家人用手电筒查看，发现里面有东西在动，用发卡掏不出来。该男子实在疼得不行，只得叫车到湖南省人民医院（湖南师范大学附属第一医院）耳鼻咽喉头颈外科看急诊。接诊医生为他滴入麻药后，从其右耳内取出一只小蟑螂。

无独有偶，7月8日晚上11时许，长沙望城区15岁的小俊（化名）在自家小卖店里守店。正当他躺在躺椅上玩手机时，突然左耳一阵奇痒，

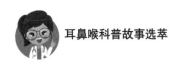
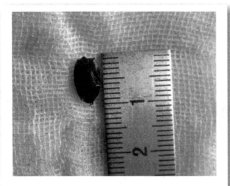

图 1-1-1　从小俊耳道内掏出来的萤火虫

感觉有什么东西钻了进去，耳朵"嗡嗡"作响，听不清声音。他立即侧头想把虫子倒出来，可是弄了半天也没弄出来，赶紧叫来家人用棉签帮忙掏耳朵，结果虫子没出来，却把耳朵掏出血，耳朵里更是钻心的疼！

眼见情况不对，次日凌晨 1 时许，母亲带着小俊来到湖南省人民医院（湖南师范大学附属第一医院）耳鼻咽喉头颈外科看急诊。医生检查发现，小俊的左侧外耳道充血严重，表面有黏膜损伤、渗血，外耳道内赫然发现一只正在蠕动的黑色小虫。医生尝试将虫子夹出来，可由于小俊疼痛难忍，不愿配合，虫子无法取出，只能在内镜下进行手术，于是将他收入耳鼻咽喉头颈外科一病区。凌晨 3 时许，医生在局麻下采用耳内镜取出一个谷粒大小的萤火虫。

"夏天到了，虫类误入耳道的病例明显增多"，湖南省人民医院（湖南师范大学附属第一医院）耳鼻咽喉头颈外科马丽娟副教授介绍，该院门诊和急诊近一个月便接诊此类病人 10 余例，其中多数是在树荫下乘凉，或在公园、树林等户外游玩、露营时发生，误入耳道的虫类以飞蛾、蟑螂、萤火虫、苍蝇、蜈蚣等最为常见。

马丽娟副教授提醒，如果虫类误入耳道，可采取以下方法处理：

（1）用手电筒照射进虫的耳道，利用虫子的趋光性把虫子引诱出来。

（2）用香烟烟雾把虫子熏出来。

（3）向耳内滴少许橄榄油、甘油、婴儿油一类的油性液体，驱使小昆虫爬出。

（4）切勿用火柴梗、发卡、棉签等伸进耳道内乱掏乱挖，以免虫子乱窜伤耳。

（5）如果经过以上处理虫子仍没有取出，应及时去医院耳鼻喉科就诊。

除了学会以上紧急处理方法，还得注意这些问题：

（1）不要在床边放零食，因为这些吃的会吸引蜈蚣、蜘蛛、蟑螂等虫类。

（2）要保持室内清洁，做好个人卫生。

（3）如果家里养有宠物，要经常给宠物洗澡，不要把宠物带上床。

（梁辉、刘小白 2018 年 7 月 9 日发表于红网时刻、华声在线、搜狐网等）

02 一根棉签
毁了他的军人梦

益阳小伙子用棉签掏耳朵，造成中耳炎、鼓膜穿孔、听力下降，入伍体检未能通过，从小的军人梦就此夭折。经过湖南省人民医院（湖南师范大学附属第一医院）耳鼻咽喉头颈外科专家的手术治疗，他恢复了听力，重拾生活信心。

小白姐的话

26岁的小易（化名）家住益阳桃江县，从读书时开始就有掏耳朵的习惯，开始是闲着没事掏一掏，后来习惯了，隔几天不掏就不舒服，通常都是用超市购买的化妆用棉签。7年前，小易有一次掏耳朵时用力过大，刺痛耳朵，还出了血，随后出现耳鸣现象。在此后的入伍体检中，小易被检查出中耳炎，不符合征兵要求，他的绿色军营梦破灭。

两年前，小易出现眩晕、听力下降的情况，在当地医院检查为鼓膜穿孔，滴药后好转。3个月前，小易的眩晕和听力下降症状进一步加重，左耳还流出黄色脓液，于2月11日来到湖南省人民医院（湖南师范大学附属第一医院）耳鼻咽喉头颈外科耳科专家王巍毅教授处就诊。检查发现，小易左耳鼓膜穿孔、化脓，还长出一个胆脂瘤，听力组织结构遭到破坏。2月14日，王巍毅教授为小易施行左耳乳突改良根治、鼓室成型、听小骨植入、鼓膜修补手术。术后，小易左耳听力恢复明显，眩晕也消失了，脸上露出了久违的笑容。

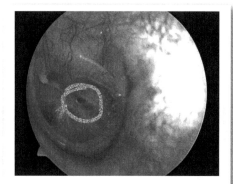

图 1-2-1　耳镜下可以看到穿孔的鼓膜

"因为掏耳朵来就诊的情况并不少见。"王巍毅教授介绍，日常生活中，不少人有自己掏耳朵的习惯，使用的工具有棉签、火柴、铁钉、发卡、牙签等，可谓五花八门。近一个月，该院耳鼻咽喉头颈外科就收治了20多例因掏耳朵导致外耳道炎、鼓膜穿孔、听力下降甚至失聪的门诊和住院病人。

"健康的外耳道具有自洁功能。"王巍毅教授表示，耳屎（学名"耵聍"）可以阻挡外界异物入侵，保护耳膜，同时使耳道皮肤保湿。多数情况下，耳屎会缓慢地从耳道内向耳道口移动，在空气中干燥、结成黄色薄片，通过咀嚼时下颌关节的运动，不断脱落排出耳外，因此耳道健康的人不需要频繁挖耳。她提醒，一旦挖耳朵方法不当，会将耳屎推向深部，堵塞耳道，影响听力；用力过度还容易损伤外耳道皮肤甚至耳膜，导致细菌入侵，形成外耳道炎，造成鼓膜穿孔、出血，十分疼痛；挖耳时如果不慎将棉花、火柴头等异物遗留在耳道内，还会引起发炎等不良后果。如果耳屎过多导致耳部不适，也应前往医院由医生帮忙处理。

（梁辉、刘小白2017年2月22日发表于湖南省卫生健康委官网、华声在线、湖南医聊等）

03 五旬男子突然耳聋，掏耳屎就好了？结果去了医院！

五旬男子耳朵突然听不见，以为是被耳屎堵住了，6 天后才去就医，被告知患上了突发性耳聋，需立即治疗。春节前后近 1 个月，湖南省人民医院（湖南师范大学附属第一医院）收治突发性耳聋患者19 名，多数都是在过度疲劳和感冒后发病。

小白姐的话

50 岁的曾文（化名）家住长沙市天心区，2 月 9 日，他在与家人聊天时突然听不见声音，刚开始以为是被耳屎堵住了，就只掏了掏耳朵，没放在心上。

6 天后，曾文仍然"只看见别人张嘴，不知道说了什么"，情急之下来到湖南省人民医院（湖南师范大学附属第一医院）天心阁院区耳鼻咽喉头颈外科就诊。

肖旭平教授询问病史得知，过年到现在，曾文经常熬夜打牌，感冒后没吃药，结果导致听力出现问题。

经过耳科相关检查后，曾文被确诊为突发性耳聋，住院接受激素、抗病毒、营养神经及高压氧等治疗后，听力有所恢复。

　　肖旭平教授介绍，像曾文这样熬夜、感冒后引起突发性耳聋的患者屡见不鲜，但老百姓对于这种可永久性失聪的疾病却知之甚少。有的觉得可能是耳屎堵住，掏出来就没事了；有的觉得不用理睬，过几天就会自然好，最后导致听力完全丧失，无法扭转。

　　肖旭平教授表示，突发性耳聋被称为耳鼻咽喉头颈外科的三大急症之一，冬春季节高发，常在数分钟到数小时内发展为半聋或者全聋，还可伴随耳鸣、眩晕、耳堵塞感，甚至恶心、呕吐等症状。

　　"治疗的关键是尽早采取有效措施。"肖旭平教授指出，成人在起病3周内、儿童在起病2周内为治疗突发性耳聋的最佳时期，1个月后治疗有效率明显降低。其治疗比例是3个1/3，即：1/3的人可完全治愈，听力正常；1/3的人可能无效；1/3的人可能处于前两者之间。总的来说就是：治疗越早，预后越好；患病年龄越小，效果越好；思想负担越轻，效果越好；劳累越少，效果越好。

　　肖旭平教授提醒，预防突发性耳聋应做到以下几点：

　　（1）加强锻炼，强健体质，防止感冒，预防病毒感染。

　　（2）保持良好情绪，避免过度劳累。

　　（3）保持均衡饮食，多吃新鲜蔬果，减少烟、酒、咖啡等带来的刺激。

　　（4）戒除挖耳、掏耳的坏习惯，注意防止水渍入耳、预防耳外伤和感染。

　　（5）定期体检，控制高血压、高血脂及糖尿病等全身慢性疾病，如患有听神经瘤、梅毒等病应及时治疗。

　　（6）慎用链霉素、卡那霉素等耳毒性药物，以防中毒，慎用抗生素，尤其是轻度耳聋者。

　　（7）正确使用手机和耳机，减少噪音污染。

（梁辉、刘小白 2017 年 2 月 21 日发表于大湘网、科普湖南）

04

快住手！
小耳勺掏出"大问题"

掏耳朵估计是广大市民茶余饭后最钟爱的"癖好"之一，是几乎人人都做过的事情。有些人甚至用指甲、发卡、小木棍等去强行挖耳朵。殊不知，这样很容易损伤外耳道，把细菌带进耳道内。"最近耳朵总会流出黏黏糊糊的脓液，且闷闷的。"4月9日，家住马王堆的李女士来到湖南省人民医院（湖南师范大学附属第一医院）马王堆院区求诊。

小白姐的话

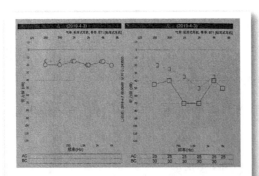

图 1-4-1　纯音听阈检查结果显示患者左耳听力明显受损

家住马王堆的56岁的李女士，因最近一段时间左耳总会流出黏黏糊糊的脓液，有闷闷胀胀的感觉，感觉听力也有所下降，来到湖南省人民医院（湖南师范大学附属第一医院）马王堆院区就诊。接诊的耳鼻咽喉头颈外科三病区主任王宁教授在仔细询问后得知，李女士有长期掏耳朵的习惯。经检查发现，患者因使用挖耳勺用力过猛导致了鼓膜穿孔。

"每年因自行掏耳朵引发疾病前来就诊的患者，比比皆是。"王宁教授介绍，许多人掏耳朵是觉得耳屎不干净，或者让耳朵不舒服，有的人甚至觉得掏耳朵就是一种享受。常掏耳朵就等于经常刺激外耳道皮肤，会造成耳屎分泌增多，然后又频繁地掏，形成恶性循环。

❶ 需要经常掏耳朵吗?

王宁教授表示，大部分人是不需要专门掏耳屎的。外耳道软骨部皮肤具有耵聍腺，其淡黄色黏稠的分泌物称耵聍，俗称耳屎。耵聍在空气中干燥后呈薄片状，有的耵聍如黏稠的油脂，俗称"油耳"。耵聍具有保护外耳道皮肤和黏附外物的作用，健康的外耳道是有自洁功能的，平时借助咀嚼、张口等运动和表皮细胞的新陈代谢将耵聍排出耳道。

❷ 常掏耳朵会有危害吗?

王宁教授表示，常掏耳朵不仅使外耳道皮肤角质层肿胀，阻塞毛囊，有利于细菌、霉菌的生长，导致耳道奇痒、流黄水，严重的话还会损害外耳道，造成听力下降。用指甲和棉签掏耳朵都有可能损伤外耳道，特别是掏耳朵时用力不当，就会引起外耳道损伤、感染，导致外耳道发炎、溃烂，甚至出现面瘫。

❸ 怎样正确清理耳朵?

如要清理耳朵，请尽量在医院耳鼻喉科门诊，由医护人员进行清理。

（1）可以用生理盐水清理耳朵。轻轻将盐水滴入耳道中，头摇晃几下，然后冲洗干净。

（2）利用婴儿油、矿物油等专门清洁耳道的清洁油来清理。清理前，最好将油涂抹在手上测试，确定不会有过敏反应。

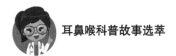

（3）外耳道冲洗法。冲洗前需将耵聍膨化，用5％碳酸氢钠溶液滴耳，3～4日后待其全部或部分膨化，再冲洗。

❹ 注意事项

（1）如果耵聍又大又硬，影响听力，千万不要强行取出。医院有用于软化耵聍的滴耳剂，耵聍浸泡松软后，可以由耳科医生清理掉。

（2）如果耳朵出现疼痛、出血、耳鸣等问题，不要轻举妄动，请及时就医。

（3）合并感染者应先控制感染，待感染控制后再取出耵聍。

如果觉得耳朵痒，不要图一时爽快，拿起挖耳勺或棉签就掏，要寻求科学的方法，以免后患无穷。

（肖茜予、胡薇华2019年4月9日发表于湖南省人民医院健康医线、新湖南、《潇湘晨报》等）

女子耳朵患上"脚气病"，专家提醒注意 8 点保护听力

> 长沙市民王女士喜欢掏耳朵，因左侧耳道瘙痒到医院检查，竟发现耳道里长满了霉菌，原来是不专业的掏耳增加了真菌感染的机会。
>
> 小白姐的话

　　长沙 50 岁的王丽（化名）是一位"资深"的采耳爱好者，经常光顾各个门店，总感觉不去掏掏耳朵，耳朵里就很脏。半年前，她突然觉得左侧耳道瘙痒，刚开始还没在意，没想到瘙痒加重，甚至有些隐隐作痛，遂到湖南省人民医院（湖南师范大学附属第一医院）耳鼻咽喉头颈外科三病区就诊，通过耳内镜检查发现其耳道竟长满了霉菌，堵塞了外耳道。王丽觉得不可思议，霉菌不是都长在脚上吗，怎么就跑到耳朵里面来了呢？

　　经过规范治疗后，王丽的症状有了很大的改善。王宁教授告诉王丽，她的情况属于真菌性外耳道炎，不专业的掏耳会增加真菌感染的机会。王宁教授表示，正常人的耳朵其实是有自洁功能的，适量的耵聍本身对耳道也存在一定的保护作用，不需要把它清理得特别干净。

　　人的一生，每时每刻都在通过听觉获得声音信息，进而与外界交流，

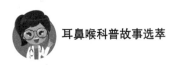
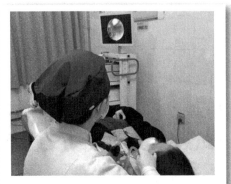

图 1-5-1　医生在耳内镜下清理霉菌

因此保护听力健康十分重要。2022 年 3 月 3 日是第 23 个全国爱耳日，主题是"关爱听力健康，聆听精彩未来"。

2021 年世界卫生组织发布的《世界听力报告》显示，全球 1/5 的人听力受损，听力损失影响全球超过 15 亿人，其中 4.3 亿人听力较好的耳朵有中度或以上程度的听力损失。王宁教授表示，日常生活中，很多不良习惯在损伤着我们的听力，如用指甲、棉签、耳勺等工具随意掏耳，长时间佩戴耳机，熬夜打游戏等，一旦出现耳鸣或耳部不适时往往不重视，结果对耳朵造成了伤害，损伤了听力，才后悔莫及。

王宁教授提醒，养成良好生活习惯，积极预防耳部疾病，保护听力，要做到以下几点：

❶ 别频繁掏耳朵

当感觉到耳朵痒时，可以用干净棉签轻轻地在外耳道口旋转，接着让耳朵朝下，自行把耵聍排出。注意不要用指甲、发卡这类尖锐的东西来挖耳朵，另外挖耳朵也不能太过频繁。如果耵聍太多，堵塞了外耳道，要到正规的医院请专业耳鼻喉科医生处理。

❷ 注意休息，避免熬夜

经常熬夜、工作压力过大、情绪紧张、过度劳累等状态都会导致听力下降，过度疲劳还会导致内耳血管痉挛，细胞供血不足，从而可能出现听力损伤等症状。因此我们要注意休息，避免熬夜，保证足够的睡眠时间，以免身体负荷过大，造成不必要的伤害。平时可经常用手按摩耳郭并轻轻地用掌心向内耳挤压和放松，或用手指不停地挤压耳屏。

❸ 合理用耳

用耳机听音乐的时候，尽量别开太大的音量，一天不要超过 2 小时。当耳朵不舒服的时候，要立即停用。接听电话时耳朵与话筒保持一定距离，音量适中，双耳可交替接听，通话时间尽量控制在 10 分钟以内。由于大多数人习惯用右耳接听电话，易造成"右耳疲劳"。在接听电话时，还可适当换成左耳，给右耳缓冲的余地，以减轻其"工作压力"。

❹ 科学饮食

保护听力还要多吃新鲜绿叶蔬菜和黑芝麻、核桃、花生等。这些食物含维生素 C、维生素 E 较多，能改善微循环，从而保护内耳。此外，少食过甜、过咸的食物，防止动脉硬化引起内耳缺血，导致听力减退。

❺ 适当进行体育锻炼

要经常参加适合自己的体育锻炼，如快走、慢跑、游泳、练瑜伽、打太极拳等，不仅可以增强体质，还能促进全身血液循环，加强内耳血液供应，改善内耳代谢，从而延缓听觉器官的衰老。

❻ 耳朵出现不适应及时就医

随着社会节奏的加快，不少人工作一天后都感到疲劳，身体抵抗力下降，一旦出现听力减退、耳鸣、耳痛、耳闷等不适，应及时前往医院检查，以免错失治疗良机。

❼ 预防耳内进水，防止外耳道发炎

游泳或洗澡、洗头时耳内进水，水不容易出来，会诱发急性外耳道炎，治疗不及时会导致听力下降。特别是鼓膜穿孔或已经有中耳炎的人，还非常容易诱发中耳炎或导致中耳炎复发。一旦外耳道内进水，可以头偏向一

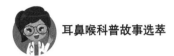

侧，让水流出来，再用棉签轻轻擦拭。

❽ 可以经常按摩护耳穴位

经常按摩护耳穴位，如翳风穴，在耳垂与耳后高骨之间的凹陷处；听会穴，在耳屏前下方，下颌关节突后缘之凹陷处，可以增加内耳的血液循环，保护听力。宜每日早晚各按摩一次，每次 5 ～ 10 分钟，长期坚持下去即可见效。也可用手常常按摩耳郭或耳屏。

（吴靖、肖莉、袁康龙 2022 年 3 月 3 日发表于红网、《潇湘晨报》、新湖南等）

常德男子酒后与人发生冲突，遭人掌掴致耳膜穿孔

在外耳道与鼓室之间，有一层灰白色、半透明、有弹性的薄膜，厚度仅 0.1mm，外形如漏斗，叫作鼓膜，又称耳膜。鼓膜十分脆弱，被重力扇耳光、掏耳朵、坐飞机、潜水，以及大便时屏气、用力擤鼻涕、异物刺伤、外耳道冲洗等，都可能造成鼓膜受损，影响听力。日前，一名常德男子酒后和朋友发生冲突，被对方重重扇了一耳光后，右耳鼓膜穿孔了。

小白姐的话

30 岁的陈文（化名）来自常德武陵区，8 月的一天，他与朋友聚餐喝酒时发生争执，两人随即动起手来。对方重重一巴掌打中他的右脸，他顿时感觉右耳内疼痛无比，还流出少许血液，到当地医院检查发现右耳鼓膜穿孔。由于鼓膜长时间未能自愈，陈文的耳朵里总是有烦人的知了叫声，听力也严重受损，"捂住左耳时，

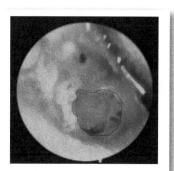

图 1-6-1　术前穿孔的鼓膜（黑圈内）

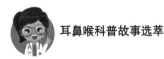

只看到别人嘴巴在动，听不太清在讲什么"。10 月 27 日，陈文来到湖南省人民医院（湖南师范大学附属第一医院）耳鼻咽喉头颈外科李云秋教授处就诊，随即被收入耳鼻咽喉头颈外科一病区。

11 月 3 日，在完善相关检查后，由李云秋教授等为其施行右侧鼓膜修补手术。12 月 6 日，陈文来院进行复查，结果显示右耳听力恢复良好，能正常与人交流。

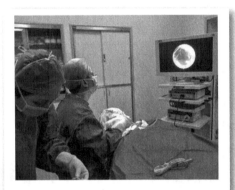

图 1-6-2　李云秋教授在耳内镜下施行微创鼓膜修补手术

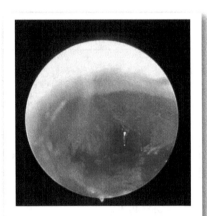

图 1-6-3　修补好的鼓膜

李云秋教授介绍，在临床上，类似陈文这样外伤性鼓膜穿孔的病例并不少见，省人民医院近一个月就接诊了多例，其中包括头面部遭遇暴力、掏耳朵、用力擤鼻涕、坐飞机、潜水、燃放烟花爆竹等原因引起的鼓膜破裂，临床表现常有耳痛、耳鸣、听力下降、耳闷胀感、耳流血水等。

为什么被扇耳光会引起鼓膜穿孔？李云秋教授解释，因为重打耳光会使外界气压迅速变化，造成外耳道气压增大，耳内压力与外耳道压力相比形成负压，导致鼓膜破裂，尤其是以前有中耳炎或鼓膜穿孔病史的人更容易引起鼓膜穿孔或再次穿孔。

　　李云秋教授表示，外伤造成的鼓膜穿孔只要不继发感染，破孔面积较小，80％的患者1个月左右能自行愈合；如破孔较大或受伤后2个月仍未恢复，或者出现感染，就要到正规医院耳鼻喉专科进行手术修补等处理。同时，鼓膜受损后应防止耳内进水，不要游泳，不要滴入任何滴耳液，不要进行外耳道冲洗；防止感冒和用力擤鼻涕，正确的擤鼻涕方法是按住一个鼻孔轻轻擤另一侧鼻；不要掏挖耳朵，避免再次损伤；及时去正规医院就诊。

　　（梁辉、刘小白2017年12月6日发表于红网、新浪新闻、搜狐网等）

07 孙子放烟花炸聋奶奶，怎么护耳你知道吗？

> 春节期间，株洲的江阿姨因为带孙子放烟花，导致右耳鼓膜穿孔，听力严重下降。
>
> 小白姐的话

52岁的江春花（化名）家住株洲炎陵县，大年初三这天，4岁的孙子吵着要玩花炮，她便在小店买了一些带着孙子一起放。期间，一个连珠炮响了几下没声音了，她走近查看，刚一蹲下，花炮突然又冲了出来，遇到阻碍物后在她耳边炸响。江春花顿时感觉右耳内剧烈疼痛，还流出少许鲜血，人也吓得坐在地上。

儿媳妇闻讯过来询问情况，江春花却听不清媳妇说什么，随后几天总觉得耳朵里有"滋滋"的声音，就像高压锅气阀转动的声响。

江春花开始以为休息几天就会好，谁知过了一个多星期右耳还是听不清声音，于是来到肖旭平教授处就诊，检查后被诊断为右耳爆震性耳聋、右侧鼓膜穿孔，必须通过手术修补。

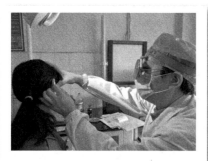

图 1-7-1 肖旭平教授为江春花进行耳部检查

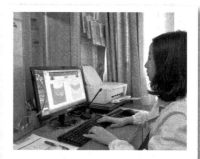

图 1-7-2 专业人员为江春花进行纯音测听检查

"这种病情是由于爆炸引起的爆震性耳聋，属中耳损伤。"肖旭平教授介绍，春节期间，湖南省人民医院（湖南师范大学附属第一医院）耳鼻咽喉头颈外科收治了多名因为燃放烟花爆竹导致听力损伤的患者。

他表示，人耳对噪音有一个耐受限度，燃放爆竹所产生的噪声高达 90 分贝以上，超过人耳的耐受限度，易造成爆震性耳聋，如不及时就诊会造成永久性听力损害。因此，当周围突然出现巨大噪音时，应迅速捂住耳朵和张嘴，以免造成鼓膜损伤。如长时间处于噪音环境中，应佩戴耳塞、耳罩等护耳器具。

2018 年 3 月 3 日是第 19 个全国爱耳日，主题是"听见未来，从预防开始"。之所以年年都在提倡预防，是因为我国是世界上听力残疾人数最多的国家，有听力残疾人 2780 万，且这一数字正在逐年递增。

肖旭平教授表示，耳朵看起来只是个不起眼的小器官，但听觉一旦出现问题，不但损害听觉言语功能，影响人的身心健康和生活质量，还会造成沉重的经济和社会负担。改变不良用耳习惯，可以有效预防耳疾病，从源头上避免听力残疾的发生。

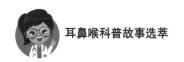

❶ 老年人：助听器该戴还得早戴

很多老人会出现不同程度的听力下降。有人认为，人老了听不清很正常，没必要戴助听器；也有的老人觉得，戴助听器有失面子，因而很排斥。

"实际上，这两种观念都要改，为了健康着想，助听器该戴还是要早戴。"肖旭平教授表示，老人听力下降后，与人沟通很费劲，由此带来交流的困难，久而久之会变得内向、孤独、不合群、缺乏自信、焦虑、失眠、沮丧、自责、有压迫感、易疲劳、愤怒、逃避现实、缺乏安全感。

人的器官有"用进废退"的特点，由于老人听力下降，听到的语言量减少，语言刺激较少，大脑言语中枢会加快萎缩，其言语整合能力也会下降，表现为对语言的分辨和理解能力降低，日积月累会出现反应迟钝。有研究显示，听力下降的老人患老年痴呆症的风险比同龄老人高。

另外，如果老人双耳听力差异比较大，对声源位置和远近的判断能力就会下降，在应急状态下可能出现判断失误，导致发生交通意外、被重物砸伤，遭遇火险等灾害时躲避危险的能力下降，或摔倒的风险增大。

需要提醒的是，助听器并不是越贵越好，需要专业技术人员根据患者听力损失的类型和程度精准验配适合他们的助听器，戴起来才最舒适，因此有听力损失的老人，最好为自己量身定制助听器。在验配助听器前，需到医院对听力进行检测和详细评估，然后取耳模，1周或半个月后来试戴助听器。验配师会通过专门的设备模拟不同的环境，如嘈杂环境或安静环境，让老人通过助听器尝试识别不同的声音。

助听器调试好后，没有必要一开始就长期戴，可以从短到长逐渐增加戴助听器的时间，比如一开始只是看电视、上课时戴，然后延长至与人交流时戴，然后在公共场合戴，这样可以顺利过渡到白天都戴助听器。

验配助听器后1个月、3个月、6个月都需要复查并调整助听器，以后每半年检测听力，调整助听器。

老人拒绝戴助听器的另一个常见原因是觉得戴了助听器就是向人"示老"。其实，戴助听器和戴眼镜一样正常，有助于保持生活"年轻态"，提高生活品质。在国外，一些七八十岁高龄的老人，因为戴了助听器，照样能开车、出游，甚至工作，大大提高了生活质量。

另外，有些助听器在提高听力的同时还能掩蔽耳鸣，适合常年被耳鸣困扰且伴有听力下降的老人。还有一种"深耳道式助听器"，佩戴后从外观上几乎看不出来，适合不愿意让人知道自己耳背的老人。

❷ 年轻人：长时间大音量使用耳机可致聋

耳朵是人体构造最为精密、复杂的器官之一，如果不正确使用耳朵，会给耳朵带来一些伤害。现实生活中可以看到，不管是在大街上，还是在地铁、公交上，甚至在睡觉时，很多人都戴着耳机，用手机听歌、看电影、玩游戏等。其实，长期这样用耳机，人的听力会受损，严重者可能会造成耳聋。

长期使用耳机，如何保护听力？

（1）科学听音乐，养成良好的听音习惯，清楚了解多大的声音可能会损伤听力。

（2）耳机的音量最好不超过最高音量的60％。

（3）使用耳机的时间不宜超过60分钟。

（4）使用耳机时，应选用高品质的产品，最好具有降噪功能。

❸ 听力出现障碍，要牢记六要点

当发现自己听力出现障碍时，为了及早得到康复或助听，解除耳聋的苦恼，应做到以下几点：

（1）及时就医，争取最佳的治疗时间。

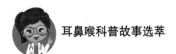

（2）无法治愈时，应尽早选择专业的助听器验配人员进行科学的检测验配，选择适合听力需要的助听器。

（3）避开强噪音环境或戴上防噪音耳塞。

（4）避免水分或异物进入耳道，以防耳道感染造成再次听力损失。

（5）耵聍过多时，不宜自己清除，应找专科医生解决，以免再次损伤听力。

（6）耳毒性药物应在专科医生的指导下使用。

一般情况下，当人耳听到的音量达 100 分贝时，时间较长可造成不可恢复性听力损伤；当音量达 110 分贝时，足以使人体内耳的毛细胞死亡，严重者还会造成听力丧失。

（梁辉、刘小白 2018 年 3 月 1 日发表于腾讯大湘网、长沙政法频道等）

把耳朵当成"玩具屋"，
8岁的他做了全麻手术 08

> 男童将自己的耳朵当成"玩具屋"，把玩具贴纸塞进耳内，家人用尽办法都没能取出，只得转到长沙做全麻手术，这才取出"肇事"的玩具贴纸。
>
> **小白姐的话**

8岁的小博（化名）跟随父母在外地读书，放暑假后回到湘潭外婆家。7月19日下午，妈妈和亲人们在一旁聊天，小博则一边写作业一边玩。过了一会儿，妈妈发现他不停地用手掏耳朵，问他干什么也不说。

细心的妈妈走过来查看，发现儿子正在玩的玩具贴纸里少了一块，立即意识到可能塞进了耳朵里，拿来手电筒一照，果然发现一个黄色的东西在小博的右侧外耳道内。

尝试了用手指、棉签掏，还拿来吸管吸，异物始终"牢不可摧"，小博又哭闹着不肯配合，家人只得将他送往当地医院。

由于异物取出未果，家人带着小博于7月20日下午来到湖南省人民医院（湖南师范大学附属第一医院）耳鼻咽喉头颈外科凌科技主治医师处就诊。

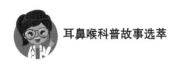
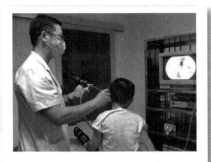

图 1-8-1　凌科技主治医师为患儿做耳内镜检查

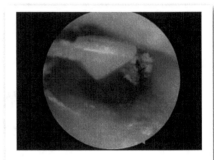

图 1-8-2　小博外耳道的黄色异物紧贴鼓膜

经过仔细检查和术前准备，7 月 21 日上午，凌科技主治医师等为小博施行全麻内镜下右侧外耳道异物取出手术。

术中发现，异物尖端紧贴鼓膜，凌科技主治医师小心翼翼地操作，终于成功取出一个大小约 3 mm×3 mm、形似金字塔尖的立体贴纸，避免了鼓膜穿孔等现象的发生，手术仅耗时 2 分钟。

术中，凌科技主治医师发现小博耳道内有多处损伤，推测是家长试图自行取异物所致，所幸未造成鼓膜穿孔。

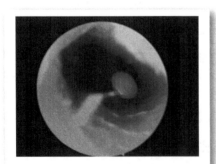

图 1-8-3　另一名 5 岁男童往耳朵里塞入药丸

低龄儿童对自己身体的各个空隙有着强烈的好奇心，喜欢将玩具、坚果、硬币、电池、纽扣等小物件塞入鼻子、耳朵、嘴巴里，导致异物进入鼻腔、外耳道、食道甚至气道。

暑假至今不到一个月的时间，湖南省人民医院（湖南师范大学附属第一医院）天心阁院区耳鼻咽喉头颈外科就收治了 30 多例异物患儿。

这些患儿年龄大都在 2 ～ 6 岁,多因好奇心,自己或小伙伴在玩耍时将异物塞入鼻子、耳朵、嘴里。

这些异物最常见的包括花生、瓜子、豆类、硬币、弹珠、小虫、纸巾,还有纽扣电池、螺丝钉、带珠钢针、竹签、金属环、塑料玩具、鱼钩、发卡、拉链头、药丸、狗尾巴草等,学龄儿童则以笔帽、口哨多见。

如果盲目掏取外耳道的异物,可能导致异物刺破鼓膜,引起鼓膜穿孔、感染。如果异物穿透鼓膜进入中耳腔,将损伤听骨链,造成听力损伤甚至失聪的严重后果。

家长应看管好小孩,并教育孩子不随意将东西塞入鼻子、耳朵或含在嘴里,以免发生意外。一旦出现异物进入体内的情况,不要自行掏取,而应前往医院寻求帮助。

(梁辉、刘小白 2017 年 7 月 21 日发表于湖南医聊天天快报、腾讯新闻事实派、长沙晚报"掌上长沙"客户端等)

2 岁孩童长"聪明孔"流液体，家长用手挤反而坏事

对于孩子耳朵前面长的小孔，老人们称为"聪明孔"，民间认为长"聪明孔"的孩子比一般孩子聪明。有些家长喜欢用手挤压甚至用针刺探小孔，导致孩子化脓、感染，住进医院。湖南省人民医院（湖南师范大学附属第一医院）近两个月便收治了 30 余名"聪明孔"感染的患儿。

小白姐的话

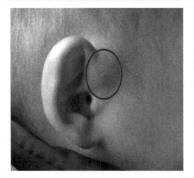

图 1-9-1 "聪明孔"在医学上称为"先天性耳前瘘管"（圈内小孔）

2 岁的轩轩（化名）家住湖南永州，生下来就被发现双耳前各有一个小孔。家中老人说，这叫"聪明孔"，是聪明的标志。

一个多月前，家长发现小孔处有白色的分泌物溢出，接着红肿起来，孩子直叫疼。

于是，家长试着用手去挤压红肿处，"以为白色的东西流出来就好了"，

结果导致症状越来越重。家人赶紧带着孩子到李云秋教授处就诊。

李云秋教授告诉家长，"聪明孔"在医学上被称为"先天性耳前瘘管"，轩轩的耳前瘘管合并感染，必须切开排脓，然后口服抗生素，等炎症消退后再行手术切除。

经过治疗控制炎症后，1月21日，由李云秋教授主刀，钟宇主治医师协助，在全麻下为轩轩成功施行耳前瘘管摘除手术，彻底解除了后顾之忧。

耳前瘘管是由于胚胎发育不全引起的先天性畸形，症状是在耳朵附近有一个小洞，多开口于耳前，也有的开口于外耳道口、耳甲腔、耳垂等处。有的人终生不会感染，对身体没有影响，无须特别处理；有的人则会耳前反复发炎，乃至长出肉芽。

李云秋教授提醒，耳前瘘管伴随感染时，瘘管口周围会出现红肿、疼痛、有分泌物等情况，应及时处理。症状轻的，可采用局部热敷，使瘘管口张开，分泌物排出，再用红霉素软膏外涂；已形成脓肿的就要及时切开排脓，局部换药。"千万不能挤压、抓挠，更不能用针等尖锐物品去刺探，应注意保持局部清洁，防止感染。"

（梁辉、刘小白 2017 年 1 月 24 日发表于腾讯新闻事实派、湖南医聊等）

有的宝宝一出生耳前就有一个小孔,有些存在于单侧耳部,有些存在于双侧耳部。很多老人认为,这样的小孔代表着有福气和聪明。殊不知,孩子耳朵前的小孔其实是先天发育不良、耳朵外部没有全部闭合导致的,如果天气炎热或者因为不注意卫生造成感染,还有可能出现肿胀流脓,需要手术处理。

小白姐的话

长沙芙蓉区 3 岁的毛毛（化名）从出生起右耳前就有一个小孔,家人一直以为这是福气的象征。直到最近,毛毛的奶奶发现,小孔里有白色的液体流出,且毛毛一直用手挠抓,奶奶尝试用手去挤,结果导致毛毛耳前小洞周边都肿起来了,才赶紧带着毛毛来到湖南省人民医院（湖南师范大学附属第一医院）耳鼻咽喉头颈外科三病区就诊。

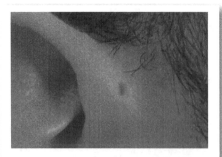

图 1-10-1　图示为先天性耳前瘘管

接诊的王宁教授告诉毛毛奶

奶，毛毛耳前的小洞在医学上被称为"先天性耳前瘘管"，因为毛毛的耳前瘘管有合并感染，必须在排脓的同时进行消炎治疗，等炎症消退后就要进行手术。随后，毛毛在全麻下进行了耳前瘘管摘除手术，术后经过康复治疗，于6月2日出院回家了。

王宁教授表示，耳前瘘管是一种先天畸形，并不是聪明和有福气的表现，有的人终生可能没有任何症状，无须特别处理，但平时要注意保持耳部清洁，不要用力挤压瘘口。家长们切记不要用手挤压耳前小洞，或者拿东西伸进小洞里面试探，以防增加瘘管感染的风险。当宝宝洗澡或哭泣时，也要注意不要让水或者眼泪流入小洞，注意保持小洞局部的清洁干燥。

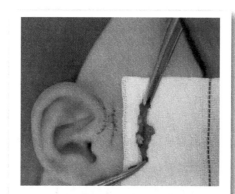

图1-10-2　图示为术后伤口

王宁教授提醒，当瘘管口周边皮肤有轻微的红肿或者出现少量的分泌物时，可以在其相应区域涂抹络合碘消毒液。当瘘管口不断流脓液或者红肿范围逐渐扩大，局部像长了一个脓疮一样，一定要及时去正规医院的耳鼻喉专科就诊。

（王元元、肖茜予2020年6月2日发表于腾讯网、科普湖南在线网等）

邵阳5岁男孩爱说"火星语"，竟是因为重度耳聋

5岁男童帅帅（化名）只会说一些两个字的简单词语，喜欢独处，还经常喃喃自语，说些旁人听不懂的"火星语"。当地医院诊断为舌系带过短（大舌头），家长认为是孩子胆小不爱说话，长大了自然就能与人正常交流。在懂医的亲戚建议下来到长沙就医，才知道孩子得的是一种名叫"大前庭导水管综合征"的先天性遗传性致聋疾病，由于错过治疗的最佳时期，导致孩子重度耳聋。经过湖南省人民医院（湖南师范大学附属第一医院）耳科专家施行的人工耳蜗植入手术，孩子的听力有望得到恢复。

小白姐的话

　　帅帅来自邵阳市新宁县，从小语言发育就比同龄孩子迟缓，到了3岁还只能说"爸爸""妈妈"等几个简单的词语，高兴起来就会冒出一串谁也听不懂的话。上幼儿园后，老师反映孩子不跟老师和同学交流，总是自己玩自己的，叫他也没反应，建议家长带孩子去看医生。当地医院儿科医生告诉家长，孩子能叫爸妈就不是哑巴，语言发育迟缓的原因可能是舌系带过短，建议到上级医院做手术延长舌系带。由于经济原因，加上以为孩

子长大后自然能学会说话，家长就没有放在心上。

一晃到了 5 岁，家中有懂医的亲戚见帅帅的语言能力只有 2 岁孩子的水平，便介绍他们来到肖旭平教授处就诊。经过 CT、遗传基因检测及相关检查，肖旭平教授告诉家长，孩子并非舌系带过短，而是患了大前庭导水管综合征，因为错过治疗最佳时期，双耳重度耳聋，只能通过人工耳蜗植入手术恢复听力。3 月 3 日，在肖旭平教授的指导下，刘斌教授等医务人员为帅帅成功植入电子耳蜗。术后，孩子的听力得到较大程度的恢复。

刘斌教授指出，大前庭导水管综合征是一种先天遗传致聋疾病，与常染色体隐性遗传有关，他曾经接诊过一家 4 个孩子全都患有此病，其中 3 个孩子全聋、仅 1 个孩子有残余听力的病例。此病主要表现为患儿波动性感音神经性耳聋和眩晕，除前庭导水管扩大外，不合并其他内耳畸形。患者多在 3～4 岁发病，感冒和外伤常常是发病的诱因，用力打喷嚏、咳嗽、屏气、被扇耳光等行为可促使脑脊液压力增高，直接挤压膜迷路的前庭平衡感受器，出现眩晕症状甚至耳聋。此病目前尚无有效的治疗药物，有残余听力的病人可佩戴助听器，极重度聋者可行人工耳蜗植入手术。

刘斌教授提醒：如果发现小孩有发声迟缓、听力障碍或全聋、发声停滞等问题一定要及时就诊；有听力障碍家族史的在怀孕时应进行遗传基因检测；被扇耳光、屏气、感冒、外伤等外部原因导致的听力缺损或全聋患者，一定要及时到正规大医院就诊，早诊断、早治疗，避免因聋致哑而终身残疾。

（梁辉、刘小白 2017 年 3 月 3 日发表于湖南医聊、科普湖南、大湘网等）

12 精准康复服务行动，让听障孩子听见大海的声音

> 你说你听不到我听的旋律，你说你说不出我说的故事，你说你也想听听大海的声音，你说你也想唱歌给妈妈听……
>
> ——关于听障儿童的公益歌曲《请给 TA 们一片天》歌词

小白姐的话

"爸爸，妈妈"，听着女儿含糊不清的发音，来自湘潭湘乡农村的江志华（化名）夫妇脸上露出愧疚的表情。他们 9 岁的女儿婷婷（化名）在两岁时还不会说话，用手机播放歌曲开到最大音量放在她耳边也没有反应，到长沙的大医院检查后才得知，婷婷是一名先天耳聋患儿，一只耳朵全聋，另一只也只有极其微弱的听力。

医生告诉他们，安装人工耳蜗需要数十万元。这对于一个普通农村家庭来说简直就是天文数字，无奈之下只能放弃这个唯一能让女儿恢复听力的办法，江志华夫妇因此十分愧疚。好在婷婷十分聪明，在特殊学校读书成绩很好，写字、画画、跳舞样样出色。

2018 年暑假，江志华听说政府对重度耳聋儿童提供人工耳蜗免费安装名额，赶紧报名。经过申报、审核和医院初筛、评估符合条件后，10 月 9 日，

婷婷住进湖南省人民医院（湖南师范大学附属第一医院）耳鼻咽喉头颈外科二病区，准备接受人工耳蜗植入手术。

"作为全省5家手术定点医院之一，我们已经为20名符合条件的患儿施行了人工耳蜗植入手术"，刘斌教授表示。第二次全国残疾人抽样调查数据显示：湖南现有听力言语残疾人100.7万人，其中0～6岁听障儿童6000余名，每年新增600人，湖南听障儿童发病率为

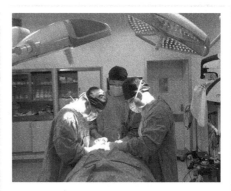

图1-12-1 刘斌教授团队为患儿施行免费人工耳蜗植入术

十万分之六。听力损失会阻碍儿童学习语言，影响其健康发育，导致言语能力、认知能力和心理发育明显低于正常儿童，而人工耳蜗植入手术是目前重度以上感应神经性耳聋唯一有效的治疗手段。

肖旭平教授介绍，2018年6月，湖南省残联和湖南省卫生计生委根据国家卫生计生委医政医管局、中国残联康复部《关于做好残疾人精准康复服务行动听力残疾儿童人工耳蜗植入手术医疗服务工作的通知》，确定湖南省人民医院（湖南师范大学附属第一医院）等5家医院为湖南残疾人精准康复服务行动人工耳蜗植入手术定点单位，为符合相关条件的0～17周岁儿童和青少年免费施行人工耳蜗植入手术，其中湖南省人民医院（湖南师范大学附属第一医院）负责为长沙、株洲、湘潭3市的患儿施行手术。加上已经完成的20例，医院该年度预计共完成42例项目受助患儿的手术。

10月10日，该项目首批接受免费手术的11名患儿回到湖南省人民医院（湖南师范大学附属第一医院），接受人工耳蜗的开机调试。他们的家

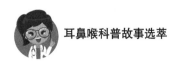

长也在医院接受了为期 1 天的培训，学习人工耳蜗的安装、使用和维护等知识，从而帮助患儿习惯佩戴和正确使用人工耳蜗，为孩子的后期康复打下基础。

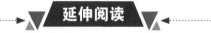
延伸阅读

精准康复服务行动听力残疾儿童人工耳蜗植入手术项目资助条件及流程

1. 资助条件

（1）在优先满足 0 ～ 6 岁聋儿康复需求的基础上，可对 7 ～ 17 岁，经听力语言康复后，已进入普通学校就读的语前聋患者及 18 岁以内的语后聋患者予以资助。

（2）听力损失为重度聋以上，配戴助听器康复效果不佳，医学检查无手术禁忌症，双侧耳蜗及内听道结构正常、无蜗后病变，精神、智力及行为发育正常。

（3）监护人对人工耳蜗有正确的认识和适当的期望值；家庭有能力配合并保证受助人在定点康复机构至少接受 1 年的康复训练。

（4）同等条件下，优先救助贫困家庭聋儿。

2. 申请流程

有需求的聋儿监护人到县级残联领取《残疾人精准康复服务手册》，并在县级残联的指导下进行网上（中国听障儿童服务网）申报。县级残联告知聋儿监护人项目流程。

（梁辉、肖欢、唐丽君 2018 年 10 月 10 日发表于湖南省人民医院健康医线）

3 岁还不会说话是贵人语迟？益阳男童免费植入人工耳蜗获新"声"

13

"太好了，以后就能听到声音、学会说话了！"2020 年 6 月 19 日，患有双耳极重度感音神经性耳聋、小耳畸形伴中耳内耳畸形、耳蜗发育不良等复杂性听力障碍的 3 岁男童小昱（化名），在湖南省人民医院（湖南师范大学附属第一医院）接受了免费人工耳蜗植入术，成为该院 2020 年度"听力残疾儿童人工耳蜗手术康复救助项目"的首名受益者。

小白姐的话

　　家住益阳南县的小昱（化名）3 岁了还只会磕磕巴巴地叫"爸爸，妈妈"，不开心就扔东西或者嗷嗷叫，着急又说不出话，平时总是一个人在家看动画片，别人和他说话也不理睬，不管家人怎么叫他都不答应。家人听信老一辈"贵人语迟"的说法，觉得孩子说话晚点没多大关系。直到 2020 年 6 月 3 日，爸爸带小昱去医院看感冒，医生发现他语言发育迟缓，建议去耳鼻喉科进行相关检查，这才发现，小昱患有小耳畸形，中耳、内耳畸形，耳蜗发育异常，双耳极重度感音神经性耳聋。

　　明确诊断后，家人带着小昱辗转广东、湖南多地就医，均被告知恢复

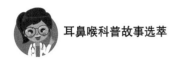

听力唯一的方法是植入人工耳蜗。但孩子内耳畸形，手术难度极大，而且20多万元的手术费对于这个家庭来说不亚于天文数字。多方打听后，他们得知湖南省残联的"听力残疾儿童人工耳蜗手术康复救助项目"可以为贫困家庭患儿免费植入人工耳蜗，立即回到老家提交救助申请。获得批准后，小昱住进湖南省人民医院（湖南师范大学附属第一医院）耳鼻咽喉头颈外科二病区，接受了免费手术。

"年龄越小的患者，手术路径较成人和大龄儿童更为狭窄，对医生的临床技术水平和经验判断都有极高要求。"为降低手术风险，刘斌教授团队对此次手术可能出现的难点进行全面评估，并进行了充分、精细的术前准备。术中发现，小昱中耳、内耳畸形严重，面神经走形异常，手术难度远超术前预期，手术过程极其艰辛，加上患儿耳蜗发育不良，使得电极植入异常受阻。手术团队经过3个多小时的奋战，比正常耳蜗植入多花了近3倍的时间，最终成功为小昱完成人工耳蜗植入手术。术后，小昱恢复良好，无面瘫等相关并发症，家人对刘斌教授及湖南省人民医院（湖南师范大学附属第一医院）耳鼻咽喉头颈外科团队感激不已。

第二次全国残疾人抽样调查结果显示，我国有听力残疾患者2780万人，其中0～6岁13.7万人，每年至少新生2万名左右听力残疾儿，且随着二孩政策出台，新生儿数量增加，听障儿童数量也随之增加。刘斌教授表示，目前治疗极重度感音神经性耳聋患儿最有效的治疗手段就是植入人工耳蜗，但有不少像小

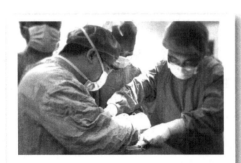

图1-13-1 刘斌教授为患儿进行人工耳蜗植入手术

昱这样的孩子被确诊耳聋后，买不起昂贵的人工耳蜗。为贯彻落实湖南省人民政府《关于建立残疾儿童康复救助制度的实施意见》，帮助听力残疾儿童手术康复，湖南省人民医院（湖南师范大学附属第一医院）作为定点救助医院，于 2020 年 6 月 19 日正式启动听力残疾儿童人工耳蜗手术康复救助项目，为有手术适应指征的听力残疾儿童免费提供人工耳蜗产品及手术康复救助。

❶ 救助对象

在优先满足 0 ～ 6 岁听力残疾儿童康复需求的基础上，对 7 ～ 17 岁经听力语言康复后，已进入普通学校就读的语前聋患者及 18 岁以内的语后聋患者予以救助。

❷ 手术费用

在城乡居民基本医疗保险报销后，不足部分由救助对象监护人先行垫付，持收款凭证到户籍（居住证发放地）所在地的县市区残联，按当地人工耳蜗手术救助标准予以结算。

❸ 申请流程

按照《湖南省残疾儿童康复救助制度操作办法》要求，听力残疾儿童监护人填写《残疾人救助申请审批表》，持家庭户口本、医院诊断证明书或残疾人证，向户籍所在地（居住证发放地）县市区残联提出申请，由县级残联审核。监护人持经审核同意的《残疾人救助申请审批表》到定点手术医院，由手术医生决定能否进行手术及手术具体时间。

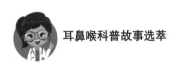
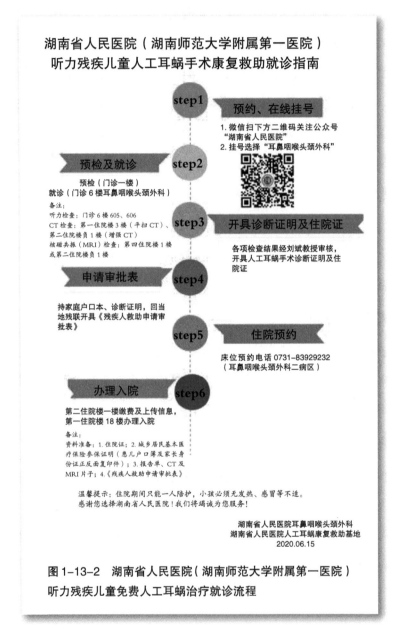

图 1-13-2 湖南省人民医院（湖南师范大学附属第一医院）
听力残疾儿童免费人工耳蜗治疗就诊流程

（梁辉、肖欢、蒋芳义 2020 年 6 月 24 日发表于湖南省人民医院健康医线、红网等）

在路边店打耳洞，女子耳垂长出两个"猪腰子"

14

爱美之心人皆有之，市面上各种精美的耳环、耳钉总是吸引着爱美女性的目光，为了佩戴这些好看的耳饰，打耳洞是必不可少的。宁乡女子柳柳（化名）打耳洞后，耳垂上长出两个巨大的"猪腰子"状肉疙瘩，让她备受困扰。

小白姐的话

5 年前，柳柳在当地一家卖饰品的小店打耳洞后，耳洞周围红肿、发热，长出几个小疙瘩，到当地医院做激光手术切除这些肉疙瘩后，耳洞也因此被堵上。

2015 年，爱美的她再次选择在路边小店打耳洞。令她意想不到的是，这次同样出现感染，并且耳垂上长出的肉疙瘩比上一次更大。

虽然感觉有碍观瞻，但由于不久后便怀孕、哺乳，柳柳不敢到医院做

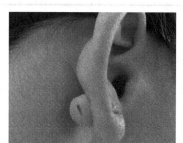

图 1-14-1　打耳洞后，柳柳的两侧耳垂都长出肉疙瘩

手术，只能自己涂点药，然后试图通过按摩的方法让肉疙瘩消下去。谁知，肉疙瘩不但没有消，反而由于不断的机械刺激越长越大，最后长成两个巨大的"猪腰子"状肉瘤。

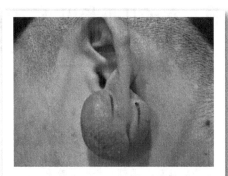

图 1-14-2　巨大的肉疙瘩常引来旁人异样的眼光

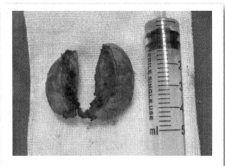

图 1-14-3　切下的瘤子形如"猪腰子"

2018 年 2 月 2 日，再也无法忍受旁人异样目光的柳柳来到李云秋教授处就诊，被诊断为"耳垂瘢痕瘤"，收入耳鼻咽喉头颈外科一病区。

完善相关检查后，李云秋教授带领钟宇主治医师于 2 月 5 日在全麻下为其施行双侧耳垂肿物切除术。手术过程顺利，切下的瘤子最大达 3 cm×2 cm×1.5 cm。

李云秋教授表示，像柳柳这样因打耳洞导致感染或形成瘢痕增生的患者并不少见，科室每年都要接诊数十例。造成感染和瘢痕增生的原因主要是：（1）患者本身属于瘢痕体质；（2）消毒不严，局部炎症导致伤口愈合不良；（3）病毒交叉感染；（4）经常揉搓耳垂，机械刺激导致瘢痕增生瘤体加速生长。

对此，李云秋教授提醒：

（1）打耳洞最好选择出汗少的春、秋季节。

（2）应选择有资质的正规机构，做之前最好进行皮肤瘢痕实验，确认是否为瘢痕体质，瘢痕体质的人尽量不要打耳洞。

（3）洗澡、洗头时不要让新打的耳洞进脏水。

（4）放入新打耳洞内的无菌小棍不要反复取出、插入。

（5）耳洞处不要使用酒精消毒，以免组织肿胀，可在耳洞两端涂抹红霉素软膏，然后轻轻运动耳钉，让药膏进入耳洞内。

（6）如果出现脓肿、发热及长疙瘩等现象应及时就医。

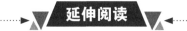

延伸阅读

什么是瘢痕体质？

肖旭平教授表示，瘢痕体质的人在人群中比例极小，主要表现为伤口愈合后，表面瘢痕呈持继性增大，产生圆形、椭圆形或不规则形瘢痕，高出皮肤表面，往往超过原损伤部位。产生的瘢痕不但影响外观，而且局部疼痛、红痒，瘢痕收缩影响功能和运动，还可能发生溃破和感染。

他建议，瘢痕体质的人要避免手术、激光等治疗，一旦出现瘢痕疙瘩，可以进行局部封闭或手术配合放疗。

（梁辉、刘小白 2018 年 2 月 9 日发表于红网、腾讯网、搜狐网等）

15 耳郭长"痘痘"挤了就好？小心"瘤子"找上你

耳郭长痘痘了怎么办，可以挤了吗？它会不会冒出白头，挤不破可以拿针戳破吗？湖南华容县的王先生耳郭上长了一个小"痘痘"，本想一挤了事，没想到不仅没有好，还渐渐变成了一个菜花样的肿瘤。

小白姐的话

3个月前，46岁的王先生的左耳郭突然长出一个小"痘痘"，当时只有米粒大小，摸起来有点痛，王先生当时也没有多在意，只是多次用手去挤了挤，还几次用针去戳破"痘痘"。没想到这个看似不起眼的"痘痘"却不见好，反而越长越大，近些日子"痘痘"长到了蚕豆大小，挠起来又痒又痛，这才引起了王先生的重视，遂来到湖南省人民医院（湖南师范大学附属第一医院）耳鼻咽喉头颈外科三病区门诊就诊。

接诊的王宁教授发现，王先生左耳郭软骨处有一处蚕豆大小的肿物，如菜花样，表面已经溃烂，初步诊断为皮质瘤，需要通过手术切除。完善相关检查后，王先生接受了手术，术中快速病检肿物为角化棘皮瘤，术后王先生耳郭伤口愈合好，于7月3日康复出院。

王宁教授介绍，角化棘皮瘤是毛囊角化上皮的增生性病变，是一种少见的良性表皮肿瘤，病毒感染、紫外线照射、化学诱导物以及易感染性基因等是诱因。角化棘皮瘤多见于中老年男性，会随着时间的推

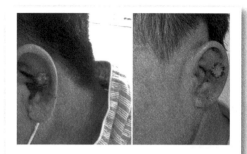

图 1-15-1　王先生入院时和接受手术后

移自行消退，有可能自愈，但如果瘤子快速增大，须马上到医院就诊，因为极少数棘皮瘤存在癌变的可能。

对于王先生对待"痘痘"的处理方式，王宁教授表示不可取。耳郭长了角化棘皮瘤后，不可以用手去挤压，更不能用针戳破，因为过多的刺激，加上没有用药处理，会有癌变的风险。王宁教授提醒，耳部油脂分泌旺盛，皮脂腺导管易堵塞，平时需要定期清洁耳部皮肤，预防长"痘"。对于面部特别是危险的三角区域之内的"痘痘"，不要轻易去挤压。如果"痘痘"发生溃破，需要先消毒，在医生指导下配合抗菌消炎药膏外涂。如果痘痘疼痛剧烈，不能自然溃破的，建议找相关医生治疗处理。

（黄明月、肖茜予 2020 年 7 月 3 日发表于腾讯新闻、科普湖南在线网等）

16 | 得知老婆怀二胎，准爸爸兴奋得耳石症发作

得知老婆怀上二宝，48 岁的何永平（化名）兴奋得睡不着，又是忙胎教又是忙看房，白天还要上班。这一紧张、兴奋，加上过度劳累让身体有了反应，最近起床就眩晕、恶心，两天发作 6 次，不得不到医院检查。医生检查发现，这个准爸爸患上的是"耳石症"。

何永平（化名）是长沙某单位公务员，前几天得知妻子怀上二胎，兴奋得一晚都没有睡着，忙着做胎教，又想着给孩子取什么名字，第二天白天照常上班，下班后还要到处看房，想给宝宝换个新家。3 月 14 日午休后起床，他刚一站起来就觉得天旋地转，站不稳，还恶心、呕吐，大约持续了一分钟。他开始以为是体位性低血压造成的，后来因为两天内发作 6 次，觉得不对劲，于 3 月 16 日来到湖南省人民医院（湖南师范大学附属第一医院）耳鼻咽喉头颈外科就诊，通过相关检查，确诊为"良性阵发性位置性眩晕"，俗称"耳石症"。医生为他进行手法复位后，症状好转。

王巍毅教授介绍，人的耳内有两个"囊"——球囊、椭圆囊，囊里面

有感受重心变化的碳酸钙盐结晶,因形似石头被称为"耳石"。正常情况下,耳石是附着于耳石膜上的,当某些因素导致耳石脱离,脱落的耳石就会在内耳内被称为内淋巴的液体里游动。当人体头位变化时,耳石就会随着液体的流动而运动,从而刺激半规管毛细胞,导致人体出现强烈眩晕,同时还可伴有恶心、呕吐、心慌、胸闷、气促等症状。此病发作时间一般较短,持续数秒至数分钟,多发于中年人,女性略多,往往发病突然。

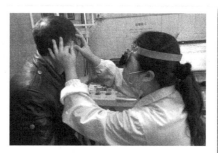

图 1-16-1 王巍毅教授正在为患者检查

"发病诱因多为头部外伤或头部剧烈运动,睡眠不足、睡眠质量差,精神紧张、过度劳累或过度焦虑。"王巍毅教授表示,耳石症的治疗主要是手法复位,让耳石回到正常位置。复位后禁止剧烈运动,也不能大幅度低头、仰头,避免耳石再度脱出。此外,还应多吃富含蛋白质食物,如牛奶、豆制品;劳逸结合,避免劳累;放松心情,保证睡眠时间和质量。她同时提醒,耳石症引发的眩晕与体位改变尤其是头部运动密切相关,如误当成低血压、低血糖或神经系统问题造成的眩晕,将延误治疗。

（梁辉、刘小白 2017 年 3 月 16 日发表于人民政协网、新湖南、红网等）

17 动不动就眩晕，原来是耳朵里的"小石头"在作怪

王阿姨眩晕反复发作，多次就医症状却无好转，最终确诊为耳石症。经湖南省人民医院（湖南师范大学附属第一医院）耳鼻咽喉头颈外科何玲医师的手法复位治疗，王阿姨的症状完全消失，眩晕没有再发。

小白姐的话

2019年初，长沙65岁的王阿姨有天凌晨起床上厕所，突然感觉天旋地转，无法活动，在家人的陪同下到附近医院看了急诊，吃了药、挂了水，但没有很好的效果。后来她又陆续去了多家医院，症状都没有好转，经人介绍来到湖南省人民医院（湖南师范大学附属第一医院）马王堆院区耳鼻咽喉头颈外科三病区开设的眩晕门诊就诊。

接诊的何玲主治医师了解到，王阿姨的症状为头晕伴短暂眩晕，弯腰、躺下、翻身等情况下尤为严重，已经严重影响到王阿姨的日常生活，因为长时间找不到病因，让一家人都很烦恼。根据王阿姨的情况，何玲医生为其进行多次诱发试验，并采用多种手法做诊断性复位，确诊王阿姨为左后半规管结石，为其采取手法复位及前庭康复治疗，通过4次手法复位，复位成功，王阿姨的症状完全消失，恢复日常生活，眩晕没有再发。2020年

48

8月24日，王阿姨来复诊，她表示，困扰自己一年多的问题终于解决了，感谢医生的准确诊断和治疗。

王宁教授介绍，引发王阿姨眩晕的是耳石症，也叫良性阵发性位置性眩晕，以反复出现的位置性眩晕或头晕为特征，通常认为是由于内耳耳石脱落掉落于半规管而导致。发作时与头位的变化关系明显，通常在转身、起床、扭头等时发生眩晕，感觉天旋地转，持续时间较短，一般在1分钟左右。

王宁教授告诉王阿姨，复位后有几点注意事项：要保证睡眠，多休息，清淡饮食，忌烟酒；要根据耳石发病的部位，采用不同的体位，防止脱落的耳石再掉入半规管，引起症状复发；如果出现了头晕加重症状，可以遵医嘱口服一些抑制前庭反应的药物；半个月内避免剧烈运动，行动缓慢一些，起躺翻身的速度要慢一些；如反复出现头晕等不适，需及时到耳鼻咽喉头颈外科就诊，以免耽误病情。

王宁教授表示，眩晕虽然是临床常见症状，但其病因复杂，需要准确诊断才能对症治疗，耳鼻咽喉头颈外科三病区开设的眩晕门诊主要针对耳源性眩晕，如梅尼埃病、良性阵发性位置性眩晕、前庭神经炎、浆液性或化脓性迷路炎、突发性耳聋、晕动病、前庭性偏头痛等病症，为广大的眩晕患者提供规范化的诊疗。

手法复位步骤如下：

（1）患者坐于检查床，头部向患侧转45°。

（2）平躺在检查床上，头部向后悬垂于床平面下30°。

（3）待眩晕及眼震消失后，头部向健侧转90°。

（4）头部和身体作为整体再向健侧转90°。

（5）待眩晕消失后坐起。

（王元元、姚丹、肖茜予2020年8月24日发表于《三湘都市报》、科普湖南在线网等）

18 寒假连续熬夜玩游戏，大学生患上突发性耳聋

感觉耳朵被什么东西堵住了，家住长沙县的小林（化名）遂到湖南省人民医院（湖南师范大学附属第一医院）马王堆院区耳鼻咽喉头颈外科三病区就诊，被确诊为突发性耳聋，好在就医及时，否则可能会造成不可逆的听力损伤。

小白姐的话

20岁的小林是一名大学生，这天突然感觉右耳总是嗡嗡作响，有闷闷胀胀的感觉，以为是熬夜没休息好，睡一觉就会好的，没想到睡醒以后，耳朵嗡嗡响个不停，感觉听力也明显下降，头晕得厉害，这才赶紧到医院就诊。

接诊的王宁教授经询问得知，小林在寒假期间总是宅在家里用耳机听歌、熬夜玩游戏，有时候戴着耳机就睡着了，这才引发了突发性耳聋。

王宁教授介绍，突发性耳聋是耳鼻喉科的常见病，近年来，突发性耳聋的发病趋于年轻化，到医院就诊的年轻人越来越多。尤其是寒暑假期间，学生们居家时间比平常长，很多人习惯长时间使用耳机、熬夜、生活不规律等，都增加了导致突发性耳聋的风险，患者不仅听力受到了

影响，还出现了睡眠障碍、注意力不集中、心烦易怒、焦虑等情况，严重影响生活。

王宁教授提醒，一定要保持良好的生活习惯，早睡早起、生活规律、多运动，特别是中青年人群，要减少长时间使用耳机的习惯，一旦出现问题及早就医。经过及时治疗，一般来说突发性耳聋患者可以恢复听力，但是如果治疗不及时，一两个月后听力仍未恢复，可能转变为永久性感音神经性耳聋。

2021年3月3日是第22个全国爱耳日，主题为"人人享有听力健康"。那么，如何保护听力和远离日常生活引起的耳聋呢？王宁教授提醒以下5点：

（1）远离噪音，不要戴耳机睡觉，尽量避免在嘈杂的环境中听歌，时间控制在60分钟以内。

（2）生活规律，保证足够的睡眠，早睡早起。注意节制饮食，戒烟酒，降血脂，积极防治心血管疾病，并进行适当的体育活动。

（3）保持乐观的精神状态，避免烦躁负面的情绪，若长期处于精神高度紧张、身体疲劳状态时，人的肾上腺素分泌增加，可使内耳小动脉血管发生痉挛，造成内耳供氧不足，严重者可导致突发性耳聋。

（4）多吃富含维生素B以及叶酸的食物，少喝含酒精饮料，戒烟或者少抽烟，积极锻炼，控制体重等，培养健康的生活方式。

（5）做耳部保健操，每日2～3次，以增加耳膜活动，促进局部血压循环。

（肖茜予、王娟2021年3月3日发表于《潇湘晨报》、长沙晚报"掌上长沙"客户端、光明网等）

19 耳朵整天"嗡嗡"作响？5步耳保健操保护您的听力

受新冠肺炎疫情影响，民众居家时间较多，使用电子产品的时间增加，不仅视力受影响，而且很多人由于长时间使用耳机、熬夜等，出现了耳鸣等情况。

小白姐的话

王宁教授最近经常接到问诊电话，"我的耳朵嗡嗡作响""我的耳朵里面感觉被什么东西堵住了"，患者自述出现这种情况不仅影响了听力，还出现了睡眠障碍、注意力不集中、心烦易怒、焦虑等情况，严重影响生活。

王宁教授介绍，听力和视力虽然都是人与生俱来的能力，但比起眼睛，耳朵却容易被忽视。事实上，耳朵是非常脆弱的器官，很容易"受伤"，比如戴耳机听歌太久、戴耳机睡觉、玩鞭炮震耳、睡眠不足、熬夜玩游戏，以及脾气急躁、压力过大等都有可能会出现耳鸣的情况。王宁教授提醒，由于疫情期间应尽量减少去医院，民众居家期间可以通过一些简单的耳保健操保护听力健康。

❶ 耳鸣的分类

（1）生理性耳鸣。类似于关节响声或是脉搏跳动的声音为生理性耳鸣。如果在寂静的夜里听到耳朵内发出类似关节响声、血液流动和脉搏跳动的声音，不用过分惊慌，这属于正常生理现象，是生理性耳鸣。

（2）神经性耳鸣。吹风样、刺耳的尖声、高调的笛声、鸟叫或是高频性蝉鸣为神经性耳鸣，这是听觉系统的感音神经部分发生障碍的结果，如果出现以上症状，请及时就医。引起神经性耳鸣的听觉系统疾病包括外耳疾病（如外耳道耵聍栓塞、肿物或异物等）、内耳疾病（如各种中耳炎、耳硬化症等）及中枢神经疾病（如梅尼埃病、噪声性耳聋、听神经瘤、突发性耳聋等）；全身性疾病包括心脑血管疾病、高血压、高血脂、糖尿病、贫血、甲状腺功能亢进等。在生活方面，休息不好、失眠后也会出现神经系统引起的耳鸣。引起神经性耳鸣的其他因素包括：神经退行性变（如脱髓鞘性疾病）、炎症（病毒感染）、外伤、药物中毒、颈椎病、颞颌关节性疾病或咬合不良等。

❷ 如何保护听力和远离日常生活引起的耳鸣?

（1）远离噪音，避免长时间戴耳机。

（2）不要自行用棉签处理耳垢。

（3）保证足够的睡眠，早睡早起。避免烦躁负面的情绪，若长期处于精神高度紧张、身体疲劳状态时，易出现或加重耳鸣。应调整生活节奏，放松情绪，转移对耳鸣的注意力。

（4）在日常生活中，高血压以及高血糖病人要控制血压和血糖。

（5）多吃富含维生素 B 以及叶酸的食物，少喝含酒精饮料，戒烟或者少抽烟，积极锻炼，控制体重等，培养健康的生活方式。

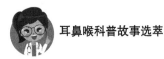

（6）做耳保健操，每日 2 ～ 3 次，以增加耳膜活动，促进局部血压循环。具体方法如下，注意所有的动作都要轻柔。

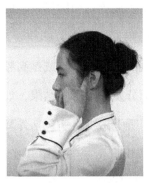

图 1-19-1　点按听宫（位于耳屏前方，下颌骨髁突的后方，张口时有一个凹陷的位置）

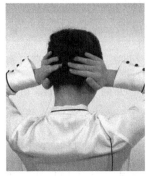

图 1-19-2　鸣天鼓，用双手掌心压紧耳孔，中指和食指放在后脑部轻微拍击，在耳中产生如鼓敲击的声音，每次叩击 36 下

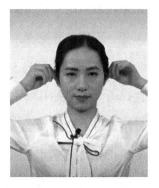

图 1-19-3　摩擦耳轮，双指轻捏耳郭，顺着耳轮反复摩擦，只需要几个来回即可

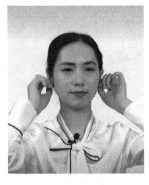

图 1-19-4　揉耳垂，双手分别用两根手指轻揉耳垂，时间持续 30 秒即可，然后稍微用力，把耳垂向下拉10 下左右，即可有效地克服耳鸣

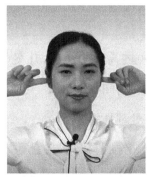

图 1-19-5　震鼓膜，双手食指轻轻插入耳孔，使耳朵完全听不见声音后突然放松；或双手掌心紧压耳郭后突然拔开，每次 20 下

用手机扫一扫，观看五步耳保健操视频

（吴靖、肖茜予 2020 年 2 月 20 日发表于腾讯网、搜狐网、网易等）

随着老龄化社会的到来，老年人听力衰退问题日益凸显，保护老年人听力、预防老年性耳聋成为亟待解决的问题。

中国已经进入老龄化社会，虽然衰老是大自然的普遍规律，听力衰退也一样，但中老年人如何从生活中开始预防呢?

请听肖旭平教授解说:

❶ 养成良好的饮食习惯

中老年人要养成良好的饮食习惯，低盐低脂饮食，重视营养平衡，平时多补充锌、铁、钙等微量元素。

❷ 戒烟戒酒

吸烟可致尼古丁慢性中毒，饮酒可引起酒精中毒，都能直接损害听神经。

❸ 保持稳定的情绪

中老年人要注意保持乐观平和的心态,情绪稳定。注意控制血压、血糖、血脂，避免"三高"。

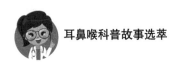

❹ 避免使用耳毒性药物

中老年人的药物不良反应的发生率明显高于年轻人群，且老年人慢性病高发，同时服用多种药物时，药物相互作用的风险加大。对内耳及听神经损伤可能性更大。药物中毒所致的听力损失，除少数早期发现及时治疗外，多数难以恢复，因此预防药物中毒性听力损失的关键在于严格掌握用药指征，剂量不宜一次过多，对易感个体、易感家族不宜用此类药物，并注意听力损失的早期发现，一旦确诊，应尽早进行听力干预和听力康复训练。

不同药物导致的听力损失各有其特点，氨基糖甙类抗菌素（如庆大霉素等）所致的听力损失，多表现为早先出现 4kHz 以上高频听力下降，因语言频率尚未受累，患者常不觉听力下降，此时立即停药和采取治疗措施有可能制止其发展。

此外，该类药有明显的家族易感性，用药量与中毒程度极不相称，少量用药即可导致不可逆的重度听力损失。利尿剂所致的听力损失多为可逆性的，早期停药后听力可恢复，但肾功能不良或与氨基糖甙类抗菌素合并使用则会造成永久性听力损失。阿司匹林、心得安、肼苯达嗪等导致的听力损失也为可逆性的，及时停药也可能恢复。

❺ 避免在噪声环境中过长时间停留

高强度、持续性噪声会对人耳造成伤害，导致耳聋、耳鸣等，所以应尽量少接触噪音，如远离燃放烟花、爆竹的场所等。

❻ 加强体育锻炼

体育锻炼能够促进全身血液循环，从而使内耳血液供应得以改善。锻炼项目可以根据自己的身体状况和条件来选择，例如慢跑、打太极拳等。

（肖旭平 2020 年 1 月 28 日发表于好大夫在线）

　　耳聋、耳鸣是常见病、多发病，发病原因多种多样，经调查分析，有一部分患者是因为用药或接触了某些化学制剂引起的，这就叫药物性耳聋。

　　现在很多人由于工作忙，或者觉得到医院看病麻烦，往往在生病后选择自己去药店买药，或听药店推销员介绍买什么药，甚至直接在网上买药，而不去正规医院看病，导致药物性耳聋的发病率增高。药物性耳聋是一种不可逆的听力损害。

　　药物性耳聋的症状常有：

　　（1）头疼、头晕。刚开始引起听神经损伤时，可引起头疼、头晕、耳鸣，一般是双侧发生。这个时候如能及时停用耳毒性药物或采用一些治疗措施，或许还能有效康复。

　　（2）听力下降、耳聋。常出现于头疼、头晕、耳鸣后，开始只会影响对于高频声音的听力，渐渐地也会影响对于低频声音的听力。可在用药期间出现，亦可在几个月或数十年后出现。

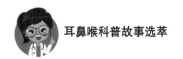

（3）眩晕。视物时有天旋地转的感觉。

研究发现，目前医学上可能引起耳聋的药物有60多种。主要有氨基糖苷类抗生素，如链霉素、庆大霉素、妥布霉素等；其次为非氨基糖苷类抗生素，如氯霉素、红霉素等；还有水杨酸盐类药物，如阿司匹林等。某些利尿剂和抗肿瘤药物也可导致耳聋。

防治药物性耳聋应注意以下几点：

（1）有些药有明显的家族致敏性，极易引起中毒，少量用药即可导致不可逆的重度耳聋，如果家族母系中有因某种药物引起耳聋者，其后代要绝对禁用该类药物。

（2）儿童要尽量避免使用抗生素，尤其是庆大霉素等氨基糖苷类抗生素，如果必须使用时，尽量在儿科医生的指导下使用，一般剂量宜小，用药时间要短，尽量不要静脉给药，避免几种药物合用。

（3）如果必须服用某些耳毒性药物时，要注意观察用药的反应，如出现头晕、头痛、耳鸣、口角麻木等症状，应早发现、早停药。老人、儿童、体弱及肾功能减退者，尽量不要用耳毒性药物。避免同时或先后应用多种耳毒性药物。孕妇应禁用耳毒性药物。

（4）在使用耳毒性药物的同时，可以服用维生素C、维生素B等营养神经的药物，起到保护内耳、预防药物中毒的作用。

（5）一旦发现有耳聋迹象，应马上停药，立即去正规医院就诊。

（6）尽量不要自己到药店买药治病，应先到正规医院看病后在医生的指导下买药。

（刘小白2015年7月15日发表于《湖南省人民医院院报》）

突发性耳聋 3 周内治疗效果最好

耳朵突然聋了不要慌，一定要及早到医院检查，积极配合治疗，以取得更好的疗效。

小白姐的话

突发性耳聋为多种原因或部分不明原因引起的，常在数分钟到数小时内发展成半聋或全聋的感音神经性耳聋，也称作"暴聋"或"突聋"，常见临床表现为耳聋、耳鸣、眩晕、耳堵塞、眼震，有时伴有恶心及呕吐。

突发性耳聋治疗的关键是尽早采取有效措施，因为病后 3 周内是疗效最好的时期，3 周后治疗的有效率明显降低，所以应将突发性耳聋作为急症对待。本病经治疗，1/3 患者可治愈，1/3 患者好转，1/3 患者无明显疗效。合并耳鸣需要长时间的治疗才能好转和消失。该病治疗越早,愈后越好。治疗期间应定期做测听试验，若听力不断改善者，治疗不宜中断，多次复查不变者才考虑停止治疗。

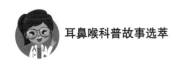

延伸阅读

防突聋四要点

（1）加强锻炼，强健体质、防止感冒；定期体检；保持良好情绪，注意休息，避免劳累。

（2）戒除挖耳、掏耳的坏习惯；注意防止水渍入耳，预防耳外伤和感染；如患有听神经瘤、梅毒等病，应及时治疗。

（3）慎用链霉素、卡那霉素等耳毒性药物，以防中毒；慎用抗生素，尤其是轻度耳聋者。

（4）减少噪音污染；正确使用手机或耳机；如因工作性质导致长期接受噪音刺激者需要做好预防措施，或者暂时调离此类岗位。

（刘小白 2014 年 6 月 10 日发表于《大众卫生报》）

第二篇 鼻科

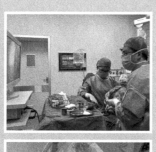
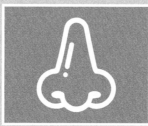
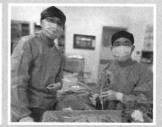
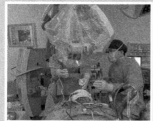
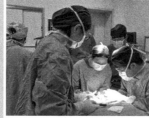
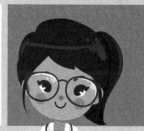

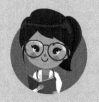

女童打喷嚏 3 个月，原是鼻中藏折纸

女童将自己的鼻腔当成"玩具屋"，把折纸塞进鼻腔内，打喷嚏、流脓鼻涕 3 个多月，家人多次带她去当地医院儿科看诊，一直当成感冒鼻炎治疗，但用尽办法都没能治疗好，只得转到长沙就诊，经查发现鼻腔有异物，做全麻手术才取出"肇事"的一团折纸。

小白姐的话

据了解，3 岁的欢欢（化名）因为父母工作忙，一直住在外地爷爷奶奶家。2019 年 4 月初，爷爷奶奶发现孩子打喷嚏、流清鼻涕、揉鼻子，以为是感冒，便带她去当地医院就诊，打针、吃药几天就回家。3 个多月中就这样几次往返医院打针、吃药，就是没有怀疑鼻腔有异物。7 月 13 日，妈妈回奶奶家看望孩子，发现孩子流脓鼻涕，意识到事情的严重性，带着她来到湖南省人民医院（湖南师范大学附属第一医院）儿科看诊，医生建议看耳鼻喉科，最终，欢欢于 7 月 19 日晚急诊入住耳鼻咽喉头颈外科一病区。完善术前检查后，彭韬博士在急诊全麻下为欢欢施行鼻内镜下鼻腔异物取出术，取出一团全是脓鼻涕包裹的几乎不成形的折纸，大小

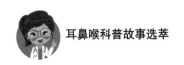
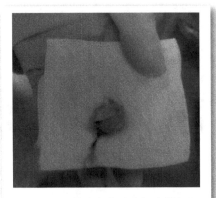

图 2-1-1　从患者鼻腔中取出的折纸

约 1 cm×1 cm，手术仅耗时 2 分钟。术中发现，异物靠近后鼻孔，所幸没有掉入喉部造成气管异物。

肖旭平教授介绍，暑假至今不到半个月的时间，省人民医院天心阁院区耳鼻咽喉头颈外科就收治了 10 多例异物患儿。

这些患儿年龄大都在 2～6 岁，多因好奇心作祟，自己或小伙伴在玩耍时将异物塞入鼻子、耳朵、嘴里。异物多为花生、瓜子、豆类、硬币、弹珠、小虫、纸巾，还有纽扣电池、螺丝钉、竹签、金属环、塑料玩具、鱼钩、发卡、拉链头、药丸、狗尾巴草、玩具小零件等，学龄儿童则以笔帽、口哨多见。对于鼻腔的异物如果盲目掏取，可能导致异物掉入气管，引起气管异物，进而导致窒息，危及生命。

肖旭平教授提醒，家长应看管好小孩，并教育孩子不随意将东西塞入鼻子、耳朵或含在嘴里，以免发生意外。一旦出现异物进入体内的情况，不要自行掏取，而应前往医院寻求帮助。

（梁辉、刘小白 2019 年 7 月 23 日发表于腾讯大湘网、湖南医聊等）

女子鼻腔内长结石，罪魁祸首竟是 多年前塞入鼻内的一粒串珠

长沙25岁的李丽（化名）这十多年来总感觉右侧鼻腔堵塞，一直以为是鼻炎，近半年鼻塞加重还伴有异味，到医院就诊，医生发现造成李丽"鼻炎"的原因竟是鼻结石，而罪魁祸首竟是一粒不知什么时候塞入鼻腔的串珠。

小白姐的话

李丽回忆，可能是年少时不慎将串珠塞入鼻腔中，具体的情况已记不清，没想到因为这粒串珠，这十多年来自己总感觉右侧鼻子通气不畅，多家医院都说是鼻窦炎，用药后也没有明显效果。这半年来李丽鼻塞加重，而且还能闻到一股臭味，到湖南省人民医院（湖南师范大学附属第一医院）马王堆院区耳鼻咽喉头颈外科门诊就诊，才发现是鼻腔内的异物引起了鼻结石。

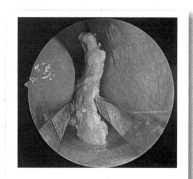

图 2-2-1　术中鼻内镜下右侧下鼻道内可见鼻结石

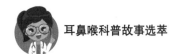
接诊的王宁教授根据李丽的病情描述，为其做了鼻镜及鼻部 CT 检查，结果显示右侧中下鼻道内有一不规则高密度影，大小约 25 mm × 11 mm，对周围鼻腔黏膜及鼻甲压迫明显，予以收住院治疗。周建波教授仔细查看检查结果后，发现高密度影有一规则空心，考虑鼻腔异物引起鼻结石，需手术治疗。

经过完善的术前准备，周建波教授为李丽实施了全麻下右侧鼻腔肿物切除术，术中明确右侧鼻腔结石，剖开结石发现其中央有一绿色异物，像是饰物的串珠，直径约 5 mm。术后经过恢复，李丽已于 4 月 21 日出院。

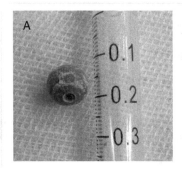
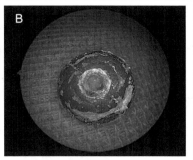

图 2-2-2　从患者鼻腔中取出的串珠样异物

周建波教授表示，李丽对于鼻腔异物完全没有印象，因此久拖而未接受正规治疗，串珠在鼻腔、鼻窦内滞留时间过长，炎性分泌物日久蒸发，浓缩分解出多种无机盐类，逐步沉积于串珠表面，从而形成结石。鼻结石又叫鼻石症或鼻石病，依异物来源可分为真性和假性，真性鼻石的异物为内源性，包括细菌、干痂等；假性鼻石的异物为外源性，包括纽扣、纸团、串珠、果核等，以后者多见。

周建波教授提醒，鼻石多发生于单侧鼻腔，主要症状为鼻塞、脓涕或血涕，部分患者可出现鼻出血、鼻腔异味及头痛等，易误诊为慢性鼻窦炎。

日常生活中要注意鼻腔卫生，不要经常用纸巾、棉签等异物抠鼻子，不要用手拔鼻毛、抠鼻屎等。鼻腔异物的预防和及时诊治尤为重要，若明确鼻腔内进入异物，需要及时前往医院就诊取出。

（袁康龙、谌祎玮2022年4月21日发表于《潇湘晨报》、红网、搜狐网等）

鼻子里流"牛奶"、哪儿都觉得臭，女护士这是怎么了？

女护士头痛、头晕、鼻塞、鼻子里经常流出牛奶样的鼻涕；婆婆把家里卫生搞得很干净，她却总是闻到恶臭味，因此导致婆媳不和；病人漱口的生理盐水她却闻出酒精味，差点导致医疗纠纷……原来，这一切都要归咎于真菌性鼻窦炎。

小白姐的话

33岁的颜华（化名）是长沙某医院的一名护士，上周一次交班时，她看到患者床头柜上放着一瓶漱口用的生理盐水，习惯性地拿起来核对，用鼻子闻了一下后立即大叫："怎么是酒精？"为了确认自己没有闻错，她再次打开瓶盖用力吸气闻了闻，还是酒精味，"谁把酒精装在盐水瓶里了？"

听到此言，一起交班的护士长吓得不轻，赶忙接过瓶子闻了闻，没有闻到酒精味，主班护士和夜班护士也轮流闻，还是没有闻到酒精味。患者家属见此情景，以为护士故意隐瞒差错事故，抢过瓶子用力闻了闻，确认不是酒精这才放心。

经询问，颜华近半年来反复出现右侧鼻塞、头痛、头晕等不适，擤出的鼻涕像牛奶一样，早起清嗓子时，喉咙里还有黄色黏稠的分泌物。不仅如此，她的嗅觉还出现异常，明明婆婆把家里卫生打扫得很干净，她却总是闻到恶臭味，因此导致婆媳不和；上班时也常常闻到病房里有腥臭味或者其他异味，其他同事闻了后却都说没有。

在同事的提醒下，颜华来到李云秋教授处就诊，经过 CT 等相关检查，确诊为真菌性鼻窦炎，必须接受手术治疗。10 月 31 日，李云秋教授等在全麻下为她进行鼻内镜下鼻窦手术，将她右侧鼻窦内的真菌球夹取出来，然后再对鼻窦进行彻底冲洗。术后，颜华鼻内不再散发恶臭，头痛、头晕等不适也好转。

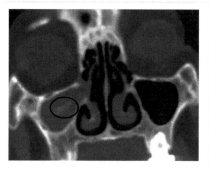

图 2-3-1　CT 检查结果中的白色物体为真菌团块（圈内）

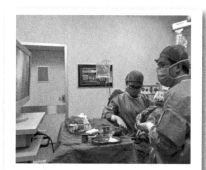

图 2-3-2　李云秋教授为患者进行鼻内镜下鼻窦手术

"抗生素的广泛应用及环境污染提高了此病的发病率"，李云秋教授介绍，真菌性鼻窦炎又叫霉菌性鼻窦炎，常见于老年人或者抵抗力低下的人群，女性多于男性，是鼻科常见的特异性鼻窦炎症。近 2 个月来，湖南省人民医院（湖南师范大学附属第一医院）天心阁院区耳鼻喉科门诊和病房就诊治了 30 多例真菌性鼻窦炎患者。

真菌性鼻窦炎不仅影响患者的睡眠质量，使患者容易出现精神萎靡、记忆力差、易疲劳、食欲不振、头痛及头晕，同时降低消化系统功能，有的甚至引起哮喘发作和高热惊厥。李云秋教授提醒，如果发现鼻腔内有异

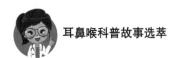

味或者流出牛奶样、豆渣样的鼻涕要及时就诊，以免延误治疗。

真菌性鼻窦炎注意事项包括以下几个方面：

（1）多吃含维生素 E 的食物，如葵花籽、种子油，多吃大蒜和洋葱。

（2）注意鼻腔卫生，常用生理盐水清洁。

（3）游泳时姿势要正确，尽量让头部露出水面。

（4）注意擤鼻涕的方法：鼻塞多涕者，宜按塞一侧鼻孔，稍稍用力外擤，之后交替而擤。

（5）加强锻炼，增强体质，提高人体免疫力。

（梁辉、刘小白 2017 年 11 月 2 日发表于湖南医聊、天天快报、科普湖南）

53 岁的他逆生长，可惜是牙齿不是容颜 04

容颜逆生长是一件令人向往的事，可如果逆生长的是牙齿，带来的就是无尽的烦恼了。

小白姐的话

从 2016 年 1 月开始，53 岁的娄底双峰男子周勇（化名）总是感觉头部胀痛，还有鼻子发麻、眼部不适症状，一度以为是脑袋里长了肿瘤。

此外，他的一颗右上牙经常发炎、化脓，"听人说这是智齿，长不出来，很多人都有"，每次牙痛发作，周勇就去药店买点消炎药吃一吃，好了以后就不再管它。

到了 2017 年，周勇开始间断出现鼻塞和面部胀痛的情况，到医院检查后被告知，他的右侧上颌窦内长了一颗牙。

为寻求进一步治疗，周勇于 2017

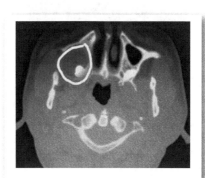

图 2-4-1　画圆圈标识部位为上颌窦，里面的白色物体就是牙齿

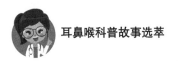

年 11 月 28 日来到肖旭平教授处就诊。

CT 检查结果显示，"右后侧上牙槽骨内可见囊性包块并向右侧上颌窦内突入，右侧上颌窦窦腔基本消失，最大面积约 2.5 cm×4 cm，病灶内可见牙齿一枚"，随即被收入耳鼻咽喉头颈外科一病区。

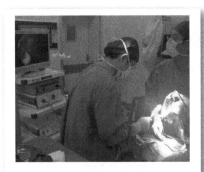

图 2-4-2　肖旭平教授带领手术团队成功取出牙齿

完善术前相关准备后，12 月 1 日，肖旭平教授带领手术团队为周勇施行全麻鼻内镜下上颌窦含牙囊肿切除术，成功拔除这颗给他带来无尽烦恼的异位牙。

这颗牙齿周围被囊肿包裹，于是医生先将包裹牙齿的囊性分泌物清理干净，再将牙齿从右侧上颌窦内取出，取出的牙齿大小约 1.5 cm×1 cm。

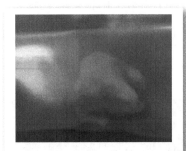

图 2-4-3　取出的牙齿大小约 1.5 cm×1 cm

"应该是右边的智齿倒着长到了上颌窦腔内，尽管经上颌窦拔牙术腔狭小，加上磨牙压根多，拔出难度大，但是术后恢复快，不易出现上颌窦口腔瘘。"

肖旭平教授提醒：如果经常出现鼻塞、头面部胀痛等不适，应及时到正规医院的耳鼻喉专科进行检查，不要盲目当成鼻炎等自行购买药物使用，以免延误治疗；异位多生牙如智齿长在上颌窦的情况较多见，如果发现智齿长不出来或者发炎、疼痛，应及时到正规医院就诊。

延伸阅读

鼻窦为鼻腔周围含气的骨质空腔，共四对，分别是额窦、蝶窦、筛窦和上颌窦，都有窦口与鼻腔相通，当引流不畅时容易发生炎症。其中上颌窦为上颌骨体内的锥形空腔，窦壁为骨质，大部分为薄的密质骨板，内稍有松质骨，最薄的地方只有密质骨，窦壁直接被覆黏膜，支配牙齿及牙周组织的血管、神经。

（梁辉、刘小白2017年12月2日发表于湖南省人民医院健康医线）

05 给孩子擤鼻姿势不对易致慢性鼻窦炎

擤鼻是我们每个人都做过的事情，但不少人擤鼻姿势是错误的。而掌握正确的擤鼻姿势，可以很大程度减少慢性鼻窦炎及并发症的发生。

小白姐的话

在耳鼻喉科的门诊，慢性鼻窦炎是最常见的一类疾病。慢性鼻窦炎多因急性鼻窦炎反复发作治疗不彻底所致，常表现为鼻塞、流脓涕、头痛、嗅觉减退或消失，有时还可能引起精神不振、容易疲劳、头昏、记忆力减退、注意力不集中等。此病易复发，病程长，可数年甚至数十年反复发作，经久难愈，给人们的工作和生活带来很大的困扰。

慢性鼻窦炎患者中以小孩和年老体弱者更多见，经询问，我们发现他们都有一个共同习惯，那就是在感冒或者流鼻涕时，喜欢用手捏紧双侧鼻腔再用力擤鼻涕，尤其是有脓鼻涕很难擤出来时，更是用尽全身力气去擤。一些年轻父母甚至是把孩子双侧鼻子捏紧，再要孩子用力去擤。有的人还用棉签、手指、卫生纸等伸进鼻腔去"掏"脓鼻涕。

其实擤鼻是有正确姿势的。掌握正确的方法，可以很大程度上减少慢性鼻窦炎及其并发症的发生。鼻塞多涕时，宜按压住一侧鼻腔，稍稍用力外擤，之后再换到另一个鼻腔。擤鼻涕时不能太用力，脓鼻涕量多或者凝结的情况下，可先滴药或者滴入生理盐水，再擤鼻涕，婴幼儿可用打湿的棉棒轻轻拭出鼻涕。必要时应去医院找耳鼻喉科医生采取鼻腔负压吸引，防止单个鼻窦炎因擤鼻涕不当，将脓鼻涕挤压到其他鼻窦而导致多个鼻窦炎或引起中耳炎。另外，还应看管和教育孩子，不可养成挖鼻孔的坏习惯。

（刘小白 2016 年 8 月 30 日发表于《长沙晚报》）

06 男子挖鼻孔成恶习，
鼻血流满一茶缸

　　六旬男子没事就喜欢挖鼻孔，没想到这个坏习惯竟然让他鼻子出血不止，辗转益阳、长沙做了两次手术才止住。

小白姐的话

　　益阳南县 61 岁的胡卫国（化名）平时有用手指挖鼻孔的习惯，2 月 26 日晚，家里来客人，他喝了 2 两高度白酒，还抽了几支烟。

　　第二天早上，胡卫国感觉鼻子有些痒，就用手指挖了几下鼻孔，谁知鼻血流了下来，衣服、被褥都被染红。

　　他尝试了头后仰、用毛巾堵、用冷水拍后颈等办法，都不能止血，到卫生院打止血针也止不住，流的血装满一个茶缸还是止不住，家人赶紧将他送到县医院。

　　当地医生在鼻内镜下为他进行止血手术，依然无法止血，只得于 27 日晚上紧急转往长沙，住进湖南省人民医院（湖南师范大学附属第一医院）耳鼻咽喉头颈外科一病区。

　　完善相关检查后，在李云秋教授的指导下，由凌科技主治医师在局麻下为他施行鼻内镜探查 + 电凝止血术，这才彻底止血。

"挖鼻孔轻则导致鼻炎长久难愈，重则能使鼻腔黏膜糜烂，导致鼻出血、鼻部感染。"凌科技主治医师介绍，鼻出血是耳鼻咽喉头颈外科三大急症之一，儿童鼻出血多由鼻腔黏膜干燥、鼻腔炎症、鼻外伤或不良习惯（如抠鼻、挑食致营养失衡）等因素引起；成人鼻出血的原因主要有过度劳累、运动量大或患有血液系统疾病、鼻腔肿瘤等；老年鼻出血则多与高血压和动脉粥样硬化有关。

此外，过敏性鼻炎患者在花粉等过敏原的刺激下用力打喷嚏，容易导致鼻腔黏膜糜烂处毛细血管破裂出血；还有部分患者则是由于烟、酒、槟榔的刺激引起毛细血管扩张出血。

近 1 个月，湖南省人民医院（湖南师范大学附属第一医院）耳鼻咽喉头颈外科就收治了 60 多例因挖鼻，用力打喷嚏，烟、酒、槟榔刺激导致鼻出血的门诊和住院患者。他们往往因反复出血，且出血量较多，无法自行止血，不得不到医院进行止血手术。

对此，凌科技主治医师提醒：一旦发生鼻出血，患者及家属千万不要过度慌张，因为精神紧张会刺激交感神经兴奋，导致血压升高，加剧出血。

可采取以下方法处理：头部保持正常竖立或稍前倾，用手紧捏鼻孔两侧的鼻翼，将鼻中隔（分隔左右两侧鼻腔的软骨）压紧，或者用手指将出血侧鼻孔的鼻翼压向鼻中隔，保持 5 ～ 10 分钟；还可以使用冰袋或者冷毛巾在额头冷敷。

如经上述方法仍不能控制出血，则要及时去医院诊治。千万不要用卫生纸、毛巾堵塞鼻腔，更不能头后仰，以免血液倒流呛入气管引起窒息。

凌科技主治医师建议，预防鼻出血平时要注重规律作息；清淡饮食，戒烟、酒、槟榔；天干时多补充水分及多种维生素；天冷时注意防寒保暖，减少冷空气对鼻黏膜的刺激；保持鼻腔卫生，不用手指、棉签等挖鼻；过敏性鼻炎患者注意避开花粉等过敏原；高血压及糖尿病患者控制好血压和血糖；有相关慢性疾病者要及时治疗，防患于未然。

（梁辉、刘小白 2017 年 3 月 6 日发表于湖南医聊、腾讯新闻迷你版、新湖南等）

长沙靓妹患鼻炎，每天用自来水洗鼻进医院 07

鼻塞、打喷嚏、流鼻涕……生活中经常可以遇到深受过敏性鼻炎之苦的人，其中不少人都有用水冲洗鼻腔的习惯，有的人还买回洗鼻器在家使用，长沙美女雯雯（化名）就因此住进了医院。

小白姐的话

28岁的雯雯是长沙定王台附近一家公司的文员，3年前患上过敏性鼻炎，鼻子经常不通气，遇到变天或者空气中有花粉、灰尘的情况，就会喷嚏连天、涕泪横流。听人介绍用水洗鼻子很舒服，她便每天无论洗脸还是洗澡都要在自来水龙头下反复冲洗鼻腔，久而久之形成习惯，"容不得里面有一丁点脏东西"，这样坚持了两年。

2月15日，雯雯洗鼻后出现鼻部不适，右侧鼻腔还有出血，以为是上火，仍然坚持每天冲洗。5天后，雯雯感觉鼻子疼痛难忍，来到肖旭平教授处就诊，被确诊为"鼻中隔脓肿"，需住院治疗。经过几天的抗炎、补液治疗后，雯雯的病情明显好转，正在康复中。

"像她这样自己冲洗鼻子导致鼻腔黏膜破损、鼻中隔感染、鼻窦炎的

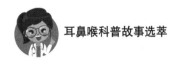
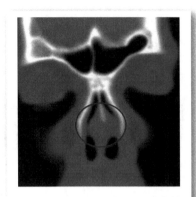

图 2-7-1　从 CT 片上可以清楚
地看到雯雯脓肿的鼻中隔（圈内）

患者并非个例。"肖旭平教授指出，一般情况下用自来水清洗鼻腔没有太大影响，但是在鼻腔黏膜有破损的情况下，细菌便容易从破损处侵入；加上自来水未经煮沸消毒，本身就可能含有细菌，如果鼻腔黏膜破损，细菌就容易入侵感染。

　　肖旭平教授建议，如果鼻腔分泌物多、堵塞鼻道，可以用生理盐水或专用的鼻腔冲洗液冲洗；没有条件的，可以用温开水加微量食盐替代，水温最好在 36 ℃～ 38 ℃之间，太凉或太热都会对鼻腔造成二次伤害。他同时强调，直接用自来水洗鼻腔的方法不可取，用鼻腔冲洗器灌自来水加压冲洗的办法更不可行。不管采用哪种方法洗鼻都不能太过频繁，否则可能影响鼻窦黏膜纤毛功能，或出现局部菌群失调，导致鼻窦不能有效地排出吸入的尘埃、细菌等有害物质，从而危害人体健康。

　　　　　（梁辉、刘小白 2017 年 2 月 27 日发表于红网、人民网、腾讯新闻等）

"祖传秘方"治鼻炎导致咽喉水肿，差点要了她的命 **08**

46岁的张某是长沙一家公司的白领，患过敏性鼻炎多年，经常鼻塞、鼻痒、打喷嚏、流鼻涕和眼泪，进空调房或者感冒时更为严重。有时和朋友吃饭时也忍不住打喷嚏，还喷到别人身上，弄得自己十分尴尬。为此，她跑了很多医院，开了不少药，但总是用药就好点，不用药一接触过敏原就发作，始终断不了根。

前不久，听说自己居住的小区新开了一家专治鼻炎的会所，喷3次他们的"祖传秘方"药粉就可以根治过敏性鼻炎，张某立即花500元买了3小包黑色的药粉。工作人员让她拿回家自己保管，每次来会所喷就行，还

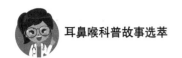

说保准 3 副药就可以断根。

7 月 4 日上午 10 点左右，张某前往会所喷了第一次药，当时没什么感觉。到了中午，她发现自己眼睛肿了，还不停地流眼泪、流鼻涕，喉咙也有些痛。打电话给会所工作人员，对方答复说，这是正常现象，表示"毒气"正在排出，眼泪、鼻涕流出来就好了。到了下午 4 点多，张某感觉自己的症状越来越严重，喉咙剧痛，说话费力，还喘不上气，于是再次拨打会所工作人员的电话，说自己"快要憋死了"。鉴于事态严重，晚上 6 时许，会所派人陪同张某来到湖南省人民医院（湖南师范大学附属第一医院）天心阁院区耳鼻咽喉头颈外科看急诊。

"来的时候已经出现二度呼吸困难，咽喉部的通气间隙仅剩 1/3，咽喉部水肿严重，几乎发不出声音"，医生立即为她实施上氧、抗炎、消除水肿、抗过敏等一系列抢救措施。在急诊留观室治疗 3 天后，张某咽喉部水肿终于消退，呼吸恢复平稳。

"如果不及时来医院抢救，患者很可能因为喉头水肿而窒息身亡"，负责抢救的肖旭平教授介绍，像张某一样自行购买药物或者在不正规的机构治疗过敏性鼻炎导致来医院急救的并非个例，"我们科平均每个月都要接诊四五例"。肖旭平教授强调，过敏性鼻炎患者往往存在多种过敏原，如果病急乱投医，随意用药，可能引发哮喘、喉头水肿，甚至危及生命。此外，过敏性鼻炎的症状与感冒类似，不少患者把这个病当成感冒治疗，花费大量时间、金钱，却久治不愈。

对此肖旭平教授表示，过敏性鼻炎常表现为：阵发性喷嚏、清水样鼻涕、鼻塞、鼻痒、嗅觉不同程度减退、鼻腔异味、眼睛红痒、头晕头痛等症状。预防和治疗过敏性鼻炎要做到：

（1）远离过敏原，注意保暖，预防感冒，加强锻炼，提高抵抗力，保持室内卫生。

（2）少吃易上火、辛辣、油腻、刺激性食物，戒烟酒。

（3）多吃新鲜蔬菜、奶类、蛋类、瘦肉、鱼虾、豆制品等，补充维生素和蛋白质。

（4）选择正规医院查找过敏原，尽量避免接触过敏原。

（5）过敏性鼻炎发作时，多用盐水洗鼻可有效清洁鼻腔，调节鼻腔湿度和促进鼻腔血液循环。

（6）对于成分和药效不明确的所谓"祖传秘方""民间土方""神丹妙药"，尤其是没有国家药品正式批号，甚至厂家、厂址都不明的药物，千万不要盲目尝试，以免适得其反，甚至危及生命。

（梁辉、刘小白 2017 年 7 月 10 日发表于红网、人民网、腾讯新闻等）

09 鼻后滴漏
引发喉咙发痒、咳嗽

通常认为咳嗽都是由感冒、肺炎这些呼吸道疾病引起的，鼻子出问题也会导致咳嗽你知道吗？长沙女白领鼻涕老往鼻咽部流，导致喉咙发痒、咳嗽，吃了不少感冒药、抗病毒药以及抗生素都没好，到湖南省人民医院（湖南师范大学附属第一医院）耳鼻咽喉头颈外科门诊就医才知道，原来患上了鼻后滴漏综合征，由于鼻涕倒流引起咽喉产生不适感，进而产生反射性咳嗽。春季感冒、过敏性鼻炎高发，由此导致的鼻后滴漏综合征病人也相应增加，湖南省人民医院（湖南师范大学附属第一医院）耳鼻咽喉头颈外科一个月经治此类病人数十名。

小白姐的话

30岁的小樱（化名）是长沙某单位员工，3月初患上感冒，总感觉喉咙里有什么东西，一定要咳两声才舒服，平躺睡觉时鼻涕往咽部流也会刺激咽喉引起咳嗽。她到药店买了不少治感冒和抗病毒的药，吃了以后都没有见效，以为是肺炎引起，做了胸片检查，结果显示正常，又吃了平喘、止咳药物和抗生素。近一个月下来，用小樱自己的话说就是"药都吃了一箩筐"，却还是咳嗽不止。

3月28日，小樱来到湖南省人民医院（湖南师范大学附属第一医院）耳鼻咽喉头颈外科门诊就诊，肖旭平教授仔细询问病史并为她做了相关检查后，诊断为"鼻后滴漏综合征"，也叫"上气道咳嗽综合征"。

肖旭平教授介绍，鼻后滴漏综合征是由于鼻涕倒流引起咽喉不适所产生的一种反射性咳嗽，可由普通感冒、非变应性鼻炎、血管舒缩性鼻炎、慢性鼻炎、过敏性鼻炎、鼻窦炎、鼻息肉、腺样体肥大、慢性咽喉炎等疾病引起。患者通常都有鼻痒、鼻塞、流鼻涕、打喷嚏等类似感冒的症状，有的还会声音嘶哑，甚至讲话也会诱发咳嗽。

"鼻后滴漏综合征是成人慢性咳嗽最常见的原因，也是儿童慢性咳嗽的第二大原因。"肖旭平教授表示，此病在临床上容易漏诊和误诊，按照一般的感冒治疗效果不佳，必须找到原发病然后给予对症治疗。他提醒，一旦出现阵发性或持续性咳嗽，以白天咳嗽为主，入睡后较少咳嗽，鼻内分泌物后流，咽部发痒、有异物感并频繁清喉的情况应高度重视，并前往大医院的耳鼻喉专科就诊。

（梁辉、刘小白 2017 年 3 月 29 日发表于湖南医聊、新湖南、科普湖南）

10 "清鼻涕"流3年，竟因打开了"脑洞"

男子"清鼻涕"流了3年，还出现中耳炎和脑膜炎，以为是感冒导致，到医院检查才知道是脑膜穿孔，"清鼻涕"竟然是漏出的脑脊液。

小白姐的话

41岁的王威（化名）家住长沙县黄兴镇，从2014年6月一次感冒后，便出现左耳不适，总感觉里面有东西，左侧鼻孔不时流出水样的"清鼻涕"，2个月后出现高烧、头痛症状，到医院检查后确诊为"化脓性脑膜炎"，在湖南省人民医院（湖南师范大学附属第一医院）神经内科住院治疗后痊愈出院。

打这以后，王威流"清鼻涕"的情况总是出现，伴随而来的就是发热、头痛，他以为是感冒、慢性鼻炎，没太当回事，每次用消炎药治疗几天，好转后就不再管它。

2017年11月6日，王威再次出现不明原因的发热，体温达到38℃以上，头部胀痛难忍，还有左耳内疼痛、恶心、呕吐等不适。到湖南省人民医院（湖南师范大学附属第一医院）就医后，以"化脓性脑膜炎待查"收住神经内科，同时因"左耳内疼痛"请耳鼻咽喉头颈外科医生会诊。

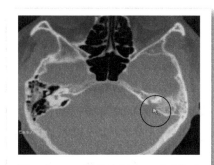

图2-10-1　影像资料上可以清楚地看到瘘口（鼠标所指位置）

通过CT、MRI检查发现，导致他多年来反复流"清鼻涕"、发热、脑膜炎的罪魁祸首竟然是脑膜穿孔，脑脊液从穿孔处漏到耳内，然后经中耳与鼻腔通道进入鼻咽部，低头时以"清鼻涕"的方式流出。经过数天的治疗，脑膜炎好转后，王威因"脑脊液耳鼻漏"转入耳鼻咽喉头颈外科一病区。

11月30日，经过全科专家会诊讨论，在肖旭平教授的指导下，刘斌教授带领手术团队为患者施行脑膜修补手术。术后，患者康复顺利。

刘斌教授介绍，脑脊液漏多因外伤导致，像王威这样无明显诱因的自发性脑脊液耳鼻漏较为罕见。此病主要表现为鼻腔间断或持续流出清亮、水样液体，常因头痛、发热、脑膜炎反复发作，才发现是脑脊液漏引起的感染。

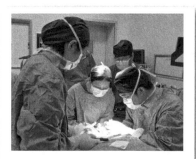

图2-10-2　肖旭平教授、刘斌教授等专家团队为患者施行脑膜修补手术

刘斌教授提醒：如反复出现无明显诱因的流"清鼻涕"情况，且伴有头痛、发热，不能盲目当成感冒、鼻炎治疗，应前往正规医院的耳鼻喉专科确诊是否有脑脊液漏。通常，自发性的脑脊液鼻漏部分可以自愈，而自发性的脑脊液耳漏不能自愈，必须手术治疗。

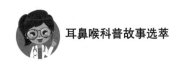
　　脑脊液腔与颅外相通，有脑脊液漏出者称为脑脊液漏，其主要症状表现为颅外伤后耳鼻流出清液。根据病因可分为：外伤性、事故性或医源性和自发性，其中以外伤性为主，自发性较为罕见。脑脊液不断流失引发头痛，多采用内科治疗，超过1个月仍有漏液者可采用手术治疗。

（梁辉、刘小白 2017 年 12 月 4 日发表于腾讯新闻事实派、湖南医聊、湖南科普等）

48岁女子停经、泌乳不是因为怀二孩，而是患上垂体瘤 11

3个月没来月经，中年女子以为自己怀孕了；因为泌乳弄湿衣服，久未见面的同学以为她生了二胎。此外，她还出现头痛、头晕、血压居高不下、视力下降等症状，跑了几家大医院，内科、外科、妇科、眼科看了个遍，终于找出罪魁祸首——一个花生米大小的垂体瘤。

小白姐的话

48岁的林桦（化名）是湖南邵东县的一名公务员，2016年6月左右突然出现头痛、头晕、血压高，到当地医院心内科看病，通过输液、降压治疗不见好转，因为医生说是高血压引起的不适，就没放在心上。之后又出现双眼视物模糊，视力从患病前的1.5下降到只有0.4、0.5。

2016年底开始，林桦出现月经紊乱的情况，最长的一次3个月没来月经，"老公还问我是不是不小心又怀上了"。更让林桦尴尬的是，儿子都20多岁了，她竟然再次出现泌乳现象。同学聚会上，细心的女同学发现她衣服被乳汁浸湿，还以为许久未见的她生了二胎，正在哺乳。

2017年4月开始，林桦的上述症状进一步加重，她觉得不像简单的高血压，于是到医院要求进行头部CT检查，结果为"颅底部蝶窦区囊肿"。

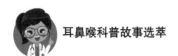

在当地医生的建议下，来到长沙某大型医院神经外科就诊，医生阅片后建议她看耳鼻咽喉头颈外科。就这样，林桦辗转长沙多家大型医院，神经外科、耳鼻咽喉头颈外科、妇科、眼科、内分泌科都看了，检查也做了一堆，最终确诊为"垂体瘤"。

6月28日，林桦经人介绍来到湖南省人民医院（湖南师范大学附属第一医院）耳鼻咽喉头颈外科一病区，并被收入院。完善术前准备后，6月30日，在全麻下由肖旭平教授主刀，苗刚勇副教授协助，施行经鼻孔－蝶窦入路垂体腺瘤微创切除手术。尽管肿瘤与颈内动脉粘连在一起，但医生只用了2小时便成功将一个 10 mm × 8 mm 的瘤体切除，术中出血仅 50 mL。由于手术在内镜下进行，创伤小、出血少、费用低，术后并发症也比传统开颅手术少。

"垂体是大脑底部一个比花生米稍大的组织，上方与脑底相邻，中间有硬脑膜间隔，前方为视神经，两侧为血管网包绕。不要看这个腺体小，它的功能却非常重要。"肖旭平教授介绍，垂体瘤是常见的颅底肿瘤之一，约占颅内肿瘤的 10 %～ 15 %，绝大多数为良性。有时小小的肿瘤也会影响人的生长发育和生理功能，许多患者会出现内分泌异常症状，导致身体内环境失衡；随着肿瘤的增大还会压迫视神经，导致视力下降和失明；如果累及脑部的重要结构，还会导致患者死亡。肖旭平教授表示，由于垂体瘤多见于青壮年，因此早期诊断和早期治疗尤为重要。

❶ 垂体瘤的诊断和治疗

目前垂体瘤的诊断主要依据内分泌检查和 CT、MRI 等影像学检查，而治疗则根据患者不同的情况，可以选择手术、药物等治疗，同时必须对内分泌指标进行严格的监控。

以往，垂体瘤的治疗需要开颅，往往有嗅觉丧失、失明、脑血肿、颅内感染等严重并发症。近年来，随着鼻内镜技术、经鼻腔蝶窦微创手术等新技术（可绕开脑组织）的发展和一些新设备的出现，垂体瘤的治疗效果不断改善，并发症显著减少，只要能及时发现和早期规范治疗，大部分垂体瘤可以取得比较满意的治疗效果。

❷ 垂体瘤的种类及常见症状

垂体瘤有多种类型，因而临床表现千差万别，很多患者因月经失调、不孕等就诊，因此首先选择内分泌科、妇科，也有一些患者因视力下降而先到眼科就诊，最后经过种种排查转入颅底外科进行手术治疗。

垂体瘤的常见症状包括：视力下降、视野改变；闭经、泌乳、性功能减退、不孕；重者腋毛脱落、皮肤苍白细腻、皮下脂肪增多、易倦、嗜睡、头痛；面容改变，出现满月脸、水牛背、巨人症等。

如果出现以下这些情况，应高度警惕是否患上垂体瘤：

（1）青春期孩子不长个，第二性征迟迟不发育，如女孩乳房不发育、不来月经；男孩外生殖器不长、不长胡子。

（2）男性出现明显的性欲下降，同时伴有毛发脱落和皮肤细腻等女性化的表现；女性出现月经不调甚至闭经、泌乳。

（3）额头、下巴、鼻子等变大、下颌突出、面容改变，手足粗大（穿鞋尺码不断增加），饭量增多，手指麻木。

（4）体重明显增加，出现满月脸、水牛背，皮肤黑亮，多毛，腹部、大腿部皮肤有紫纹。

（5）不明原因的头痛伴视力下降、视野缺损，眼科检查未发现眼睛本身的问题。

（6）肿瘤压迫或阻塞人体某区域组织，可致多饮、多尿、头痛、呕吐等颅内压增高症状，也可出现精神症状，甚至昏迷、瘫痪等。

（梁辉、刘小白 2017 年 7 月 5 日发表于《大众卫生报》、搜狐网、湖南医聊等）

男子流泪1年以为手机刷太多，原是脑袋里长了个大肿瘤

男子流泪不止、眼球外凸、视力下降，以为是手机玩太多惹的祸，没想到这一系列眼部不适症状，竟然是脑袋里长了个大肿瘤所致。

小白姐的话

30岁的湖南永州男子小陈（化名）大约从1年前开始出现左眼反复流泪的情况，以为是玩手机时间太长引起的，没放在心上。3个月前，他照镜子时突然发现自己左侧鼻面部隆起，左眼球凸起，还伴有鼻塞、鼻根部疼痛，左眼视力也有所下降。

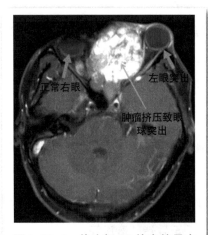

正常右眼
左眼突出
肿瘤挤压致眼球突出

图2-12-1　从头部CT检查结果中可以看到，肿瘤挤压致左眼球外凸

在当地医院做头部CT检查发现，鼻腔、上颌窦有肿块，已经侵犯颅底。为寻求进一步治疗，小陈于2020年7月1日来到肖旭平教授处就诊，随即被收入耳鼻咽喉头颈

外科一病区。

入院后进一步检查发现，小陈左侧鼻腔被肿瘤占据，鼻中隔向右侧鼻腔推挤。与神经外科、放射科、麻醉科、手术室等多学科专家会诊讨论并完善术前准备后，7月3日，在耳鼻咽喉头颈外科肖旭平教授和神经外科舒毓高主任指导下，由耳鼻咽喉头颈外科周建波教授和神经外科孙圣礼副主任医师一道，采用经鼻内镜和显微镜联合入路，成功切除鼻腔鼻窦及颅底巨大肿瘤，切下的肿瘤约 8 cm×7 cm×6 cm，重约 280 g。

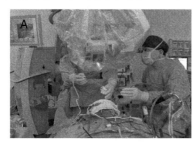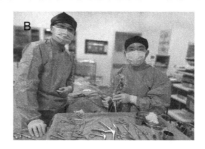

图 2-12-2　耳鼻咽喉头颈外科周建波教授和神经外科孙圣礼副主任医师为患者同台施行显微和鼻内镜手术

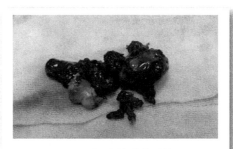

图 2-12-3　切除的肿瘤重约 280 g

手术后，患者左眼溢泪停止，外凸的眼球基本回缩，肿大的鼻面部恢复正常，视力也较之前好转，于 7月22日康复出院。

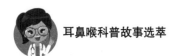

　　肖旭平教授介绍，嗅神经母细胞瘤是一种少见的鼻腔鼻窦和前颅底恶性肿瘤，来源于嗅神经，发病率仅占鼻腔肿瘤的3％。由于生长部位隐匿，早期症状不典型，嗅神经母细胞瘤不易被发现。他提醒，一旦出现无明显诱因的反复单侧鼻塞、鼻涕带血，伴有嗅觉下降、头痛，以及流泪、视力下降、复视及眼球突出等眼部症状时，应及时就医，以免延误治疗，造成严重后果。

　　（梁辉、刘小白、袁康龙2020年7月23日发表于湖南省人民医院健康医线、湖南医聊、智慧长沙等）

慢性泪囊炎微创治疗，不切开鼻面部皮肤，不留疤   13

眼睛是心灵的一扇窗户，因为有了一双明亮的眼睛，才丰富了我们的心灵。如果一双眼睛总是泪眼双流、脓性分泌物堆积，势必会给他人和自己造成身心不悦。

小白姐的话

一位 50 多岁从事舞蹈专业的女性患者，10 年前无明显诱因出现左眼流泪，随着时间推移，该眼睛脓性分泌物多，特爱漂亮的她不堪忍受多年的溢泪痛苦，曾在省内外多家医院求医，确诊为"慢性泪囊炎"，医院说要从鼻部侧面切开手术，难免会留疤痕，被患者断然拒绝。

她通过多方途径，后来找到一个认识的朋友在永州一家医院当医生的表哥，表哥听到患者需求和顾虑后，介绍她到周建波教授处就诊。2019 年 9 月 18 日，接诊时看到患者带有脓性分泌物的眼泪又流下来了，一直很绅士的周教授拿出一张卫生纸很自然地为患者擦干了脓眼泪。医生这个平常的关怀举动，让患者感动不已，那一瞬间她感觉自己遇到了救星。

患者就诊时经泪道冲洗，发现是慢性泪囊炎，导致泪道阻塞。完善相

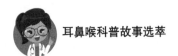
关检查后，于9月20日在全麻下行了鼻内镜下鼻腔泪囊造口术。术后患者康复出院，又恢复了往日的自信。

周建波教授介绍：

目前，由于鼻内镜技术的发展和成熟，鼻腔泪囊造口术变得简单、微创，鼻面部不留疤痕。

在鼻内镜良好的光源照明和视野放大下，只需局部切除小部分的骨质，切开泪囊壁，然后进行黏膜瓣的对位修复，再填以小块的膨胀海绵，手术就完成了。

手术过程40～60分钟，术后鼻腔通气功能没有任何影响，患者术后没有溢泪症状了，鼻腔没有任何不适感，3天后拔出填塞物，就痊愈出院了。

经鼻内镜的微创手术来治疗慢性泪囊炎的优点：术中出血少、患者痛苦少、鼻面部不留下任何疤痕、不影响患者容貌、术后恢复快、疗效较好。

慢性泪囊炎主要症状有：

（1）溢泪，内眦部结膜充血，皮肤常有湿疹。

（2）以手指挤压泪囊部，有黏液或黏脓性分泌物自泪小点流出。

（3）可由于分泌物大量聚积，泪囊逐渐扩张，内眦韧带下方呈囊状隆起。

好发人群：中老年女性，以农村和边远地区多见。

（刘小白2019年发表于今日头条）

回吸涕中带血，
小心鼻咽癌 14

出现回吸涕中带血或者擤鼻涕时涕中带血一定要引起重视，警惕是鼻咽癌，以免错过最佳治疗时期。

小白姐的话

近半个月来，湖南省人民医院（湖南师范大学附属第一医院）耳鼻咽喉头颈外科门诊发现鼻咽癌患者 10 余例，这些患者出现回吸涕中带血或者擤鼻涕时涕中带血，却没有引起重视，未能到正规医院检查，待出现耳鸣、耳闭塞感、听力下降症状，有的甚至出现颈部肿块后，才来医院看病，错过了最佳治疗时期。

鼻咽癌是中国高发恶性肿瘤之一，男性发病率约为女性的 2 ～ 3 倍，40 ～ 50 岁为高发年龄段。患者早期症状并不典型，如果时不时出现回吸涕中带血或者擤鼻涕时涕中带血，就应引起重视，马上到正规医院查明原因。随着肿瘤的增大，患者会出现鼻塞，开始为单侧，继而双侧。有的病人肿瘤常在咽隐窝时，会出现患侧耳鸣、耳闭塞感及听力下降，导致分泌性中耳炎。颈部包块为鼻咽癌的首发症状（约占 60％），一般先单侧再双侧，

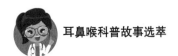

是肿瘤转移到颈部淋巴结的表现。如果肿瘤向上生长侵入颅内，还可引起偏头痛、面部麻木、复视、上睑下垂、视力下降等症状。

鼻咽癌临床上常首选放射治疗，其次还有化学药物治疗、手术治疗、免疫疗法、中医治疗和其他治疗方法等。放疗后 5 年生存率为 50%，局部复发与远处转移是主要死亡原因。当前癌症治疗有"三早"原则：早期发现、早期诊断、早期治疗。

自我检查可及早发现鼻咽癌，如果发现有可疑症状，请尽快到正规医院进一步检查，以便及早确诊。以下为自我检查的几个要点：

（1）是否生活在鼻咽癌的高发地区（广东、广西、湖南等南方地区），年龄是否在 40 岁以上。

（2）是否经常接触到油烟、化学毒物，是否吸烟、喝酒，是否经常食用腊制食品、泡菜之类的含亚硝酸盐高的食物。

（3）家人或者亲属是否有鼻咽癌病史。

（4）是否出现过原因不明的头痛、鼻塞、鼻涕中带血、耳鸣、耳闭塞感等症状，而且有些症状反复出现。

（5）经常用手触摸自己的颈部，正常情况下颈部淋巴结是触摸不到的，如果能触及淋巴结就说明是淋巴结肿大。

另外，有条件的地区要开设防鼻咽癌普查，这是早期发现鼻咽癌的重要手段。要确定鼻咽癌的高发人群，重点进行定期观察和检查。

（刘小白 2016 年发表于《中老年自我保健》）

鼻咽癌患者的饮食谱："三二一"原则

> 鼻咽癌患者除了配合医务人员接受放射治疗外，科学合理的饮食也不能少，它能帮助患者增强体质，提高身体的抵抗力，从而获得更好的治疗效果。
>
> 小白姐的话

患了鼻咽癌，大部分患者都不知道怎么注意饮食，这也不吃那也不吃，致使体质下降，抵抗力低下，无法完成相应的治疗，而导致疾病恶化。

因此，鼻咽癌患者除了以放射治疗为主、其他治疗为辅外，在饮食方面也要科学安排。应当做到饮食"三二一"原则，即"三高""二低""一要求"。

❶"三高"

（1）高维生素饮食：如西红柿、红萝卜、猕猴桃、菠菜、白菜等，同时多吃香蕉、苹果、橘子、草莓等水果。

（2）高蛋白质食物：黄豆、绿豆、豌豆、刀豆、豆腐皮、松子、猪肉（瘦）、猪心、猪肝、猪肉皮、牛肉（瘦）、羊肉（瘦）、羊肝、羊肾、鸡肉、

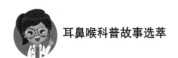

鸡肝、鸡蛋、鸭肉、兔肉、鲢鱼、鱿鱼、银鱼、干贝、蛤蜊（干）、龙虾等。

（3）高热量食物：如午餐肉、奶油、坚果、薯条、可乐、甜饼、冰淇淋、冰棒、雪糕、汉堡包、糖果、巧克力、核桃、奶油蛋糕、蛋黄、月饼、香肠等。

❷"二低"

（1）低盐食物。食盐的正常摄入量为 6 g，低盐饮食的食盐摄入量为每日 2～4 g，最好在 3 g 以下。腹水患者每天摄入含钠量为 1.2～2 g，或者炒菜不放盐。不吃盐炒食品，如盐炒花生、盐炒豌豆等。

（2）低脂肪食物：如瘦肉、海鲜、鸡、鱼、牛肉等。

❸"一要求"

要求食物软、烂、新鲜、易消化、易吸收；避免过硬、过粗、太辛辣刺激性食物，如辣椒、生姜、胡椒等，不吃烟熏食物及腌制物品；同时每日饮水量保持在 2500 mL 以上。

总之，患者在治疗期间，应尽量多吃可口的饭菜，不必过于忌口。原则是：想吃什么，就吃什么；想吃几次，就吃几次。吃是患者最重要的治疗。只要吃得好，吃得科学，吃得营养，就能维持体重，增强机体的抵抗力，顺利完成治疗，争取早日康复。

另外，还有一个重要的治疗原则：接受现实，放松心情，安心接受治疗，抱着一份必胜的信心。

（刘小白 2016 年发表于《中老年自我保健》）

面瘫久治不愈，应警惕肿瘤 16

> 面瘫不是小病，病因五花八门，大多数患者可以很快得到治愈，但仍有些患者疗效不佳，其中相当一部分是因为身体里长了肿瘤。
>
> **小白姐的话**

2009—2013年，湖南省人民医院（湖南师范大学附属第一医院）耳鼻咽喉头颈外科通过手术治疗了32例肿瘤性面瘫的患者，占全部就诊患者的2.5%。他们无一例外地都曾辗转全国各地，用过各种治疗方法，但面瘫就是不见明显好转。

最常见的导致面瘫的肿瘤是源自面神经的神经鞘瘤和神经纤维瘤，此外，颅底的胆脂瘤、血管瘤等多种肿瘤都可能导致面瘫。大部分患者的肿瘤都是良性的，但由于肿瘤往往压迫了颅底的重要结构，任其生长会危及患者生命，所以一经发现就需通过手术切除。现代医学科技发展迅猛，和国外的医学中心一样，湖南省人民医院（湖南师范大学附属第一医院）耳鼻咽喉头颈外科拥有世界上最先进的手术显微镜、内窥镜、术中神经监护和导航系统，也相当熟练地掌握了侧颅底外科技术，这种过去所谓的"不

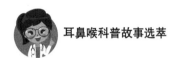

治之症"已能做到安全地完整切除。肿瘤性面瘫一定不能听信"游医"，某些理疗方法和舒筋活络的药物还会刺激肿瘤的生长。

如果面瘫的发病过程和下列表现相符，就要考虑是否得了肿瘤，应该尽快到正规医疗单位就诊。

（1）发病较缓慢，面瘫逐渐加重，一般十几天左右才达到高峰。

（2）面瘫发病前患侧眼睑或面肌出现不自主的跳动。

（3）除面瘫外，还伴有患侧头痛、脸麻、耳鸣、站立不稳、听力下降等其他症状。

（4）采用一般治疗方法起效很慢，面瘫发病3个月仍没有出现真正的肌肉运动。

另外，值得注意的是，即使是病情非常重的面瘫患者，在发病10多天时，也会发现眼睛闭合稍好一点，人中也正了一点，容易产生面瘫在恢复的假象，这实际上是大脑在发病后的自我调节。如果微笑时患侧嘴角还不会动，就要采取更积极的检查和治疗手段。大部分普通面瘫患者在发病20多天左右就会自愈，病程超过3周，患侧还没什么动静的意味着病情较重，保守疗法可能不适合他们，手术减压能获得更好的恢复。

（刘小白、肖旭平2014年7月2日发表于《湖南省人民医院院报》《中老年自我保健》）

第三篇　咽喉科

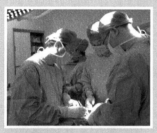
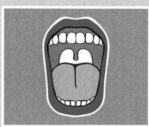
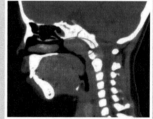
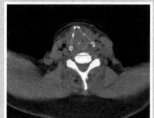
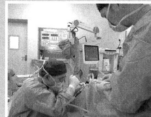
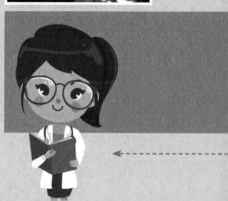

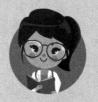

1 岁男童喉咙咕噜响，原是 3 月前吞下的硬币作怪

> 1 岁男童喉咙里总是发出咕噜咕噜的声音，家人一直以为是感冒、肺炎，做相关检查后才发现食道内有一个圆形异物。湖南省人民医院（湖南师范大学附属第一医院）耳鼻咽喉头颈外科医生为他进行全麻手术，取出一枚 5 毛钱的硬币。
>
> **小白姐的话**

　　1 岁的彬彬（化名）与来自岳阳汨罗市的父母一起居住在长沙县星沙镇。2016 年 12 月中旬开始，彬彬的喉咙里总是发出咕噜咕噜的声音，到卫生院检查说是肺炎，打了几天针后有所好转，过了不久又复发，而且咕噜声比之前更大。就这样，从 2016 年 12 月到 2017 年 3 月，家人带着他反复在长沙和汨罗的多家县、乡级医疗机构就诊、治疗，直到 2017 年 3 月 9 日，在汨罗市的医院做相关检查后怀疑食道有异物，院方建议转往长沙。于是家人带着彬彬来到肖旭平教授处就诊，于 3 月 16 日住进耳鼻咽喉头颈外科一病区。

　　次日，肖旭平教授带领医务人员为彬彬在全麻下施行急诊食道镜异物

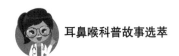

取出术，仅花了不到两分钟便顺利取出一枚 5 毛钱的硬币。由于在孩子体内待的时间太长，硬币已经发黑，几乎看不出本来面目。

家人事后回忆，大约是在 2016 年 12 月中旬的一天晚上，彬彬一个人在床上玩时曾经发生过类似被噎的情况，"喝的牛奶都呕出来了"。由于后来没有什么明显异常，家人一直以为他喉咙里发出异响是感冒、肺炎所致，因此耽误了治疗。

肖旭平教授表示，彬彬持续 3 个月的喉咙响症状其实就是因为异物嵌顿，进食时食物误入气道发生呛咳导致。至于硬币为什么能在孩子体内留存这么长时间而没有导致更为严重的后果，肖旭平教授解释，首先是因为硬币所卡的位置在食道入口处，硬币形状圆润、光滑，体积较小，没有完全堵住食道；加上孩子的食物为流质或半流质，能够通过旁边间隙进入食道；之前因"肺炎"进行过两次抗感染治疗，也在一定程度上缓解了进一步感染的风险。

肖旭平教授提醒：随着二孩时代的到来，家人在照看孩子时应倍加小心，一旦发现异常应及时到正规医院就诊，做到早发现、早治疗；家中的硬币、电池、纽扣等小物件、小玩具要收好，以免孩子拿去玩误吞。

（梁辉、刘小白 2017 年 3 月 20 日发表于湖南省人民医院健康医线、《潇湘晨报》等）

浏阳一"手机控"老爸低头玩手机，2 岁女儿吞硬币卡喉

> 如今，不少年轻父母带孩子时只顾低头玩手机，却不顾看好孩子。邓先生也是如此，导致 2 岁的女儿不慎吞下一枚硬币，幸好经王巍毅教授及时取出，否则后患无穷。
>
> 小白姐的话

　　1 月 8 日晚，家住浏阳市郊的邓先生带着 2 岁的女儿小嫣（化名）在床上玩，老爸低头摆弄手机，孩子则拿着一枚 1 元硬币当玩具。没多久，小嫣突然爬到爸爸面前，指着自己的喉咙发出咿咿呀呀的声音。邓先生这才发现孩子手里的硬币不见了，怀疑是女儿吞了进去，连忙赶到当地医院。经 CT 检查发现，硬币果然被孩子吞了进去，并卡在食道入口处。在当地医院的建议下，家人带着孩子连夜赶到长沙，住进湖南省人民医院（湖南师范大学附属第一医院）耳鼻咽喉头颈外科一病区。

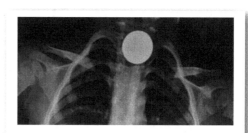

图 3-2-1　硬币卡在食道入口

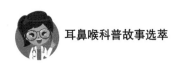
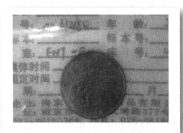

图 3-2-2　从患者食道取出来
的硬币

为防止异物继续向下滑落，1月9日上午，王巍毅教授带领医护人员为小嫣进行手术，在食道镜下顺利将硬币取出。

"卡的位置正是食道最狭窄处。"王巍毅教授表示，如果不及时取出硬币，容易感染导致食道穿孔，甚至造成胸腔、纵隔感染等严重并发症。她提醒，家中硬币、纽扣、弹珠等小物件应放置于孩子接触不到的地方；2岁以内的孩子最好不要吃瓜子、花生等坚果；不要让孩子边玩边吃，进食时不要逗弄孩子。

（梁辉、刘小白 2017 年 1 月 10 日发表于华声在线、湖南在线、新湖南等）

弹弹弹，弹走鱼尾纹；
弹弹弹，弹进肺里面 03

3岁男童咳嗽、发烧近一个月，家人一直以为是感冒或是上火，原来竟是玩耍时不慎将一个小弹簧吸入肺里。昨日，男孩被家人从浏阳紧急送往长沙，经湖南省人民医院（湖南师范大学附属第一医院）耳鼻咽喉头颈外科医生行手术取出。

小白姐的话

3岁的啸啸（化名）家住长沙浏阳市农村，从国庆节开始，小家伙出现剧烈咳嗽的情况，2天后开始发热，体温在38.5 ℃左右。啸啸"平时感冒或者上火就会咳嗽"，家人以为这次也是因为吃了上火的东西或是感冒，遂带他到当地卫生院看病。住院输液后，他发热消退，咳嗽仍不止。出院后，家人又给他开了中药吃，但咳嗽仍断断续续，始终没有根治。

10月28日，家人带着啸啸来到医院，做了胸部X光检查后发现，孩子的右侧主气管处有一个长约2 cm的螺旋形异物，并导致右肺气道梗阻、肺炎。在当地医生的建议下，家人带着孩子于10月30日来到肖旭平教授处就诊，随后以"小儿支气管异物"被收住院。

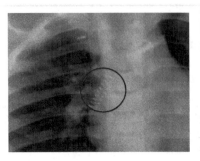

图 3-3-1　胸片上可以看到弹簧状异物（圈内）

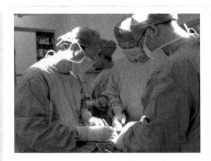

图 3-3-2　肖旭平教授带领医务人员做手术

当晚，肖旭平教授带领医务人员为啸啸施行急诊手术，在全麻下，通过硬管支气管镜取出一个长 2 cm、直径约 0.5 cm 的小弹簧。"如果卡在声门位置，孩子很可能发生窒息"，肖旭平教授介绍，如果不及时取出异物，在啸啸呼吸或运动的过程中，弹簧两端很可能划破支气管，引起气胸或者出血，危及生命。

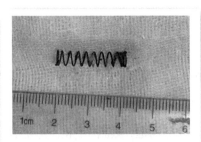

图 3-3-3　取出的弹簧长约 2 cm、直径约 0.5 cm，已经发黑

家长事后回忆，由于啸啸顽皮、好动，"什么东西都喜欢放进嘴里"，小弹簧很可能是他在咬笔玩时不小心弄出来，然后被他吸入气管。

肖旭平教授介绍，小儿气管异物是耳鼻喉科常见急症，异物多为坚果、果冻、硬币、纽扣、笔帽、电池、玩具小部件等，多发生于 5 岁以下儿童，3 岁以下占 60%～70%。这是由于儿童会厌、喉部肌肉及一些神经反射发育尚未成熟，喉的保护性反射功能不健全，加上小儿牙齿发育不全，咀嚼功能差，所以在口含异物哭闹、大笑，或注意力突然分散时，异物会瞬间随气流吸入气管。

他提醒：家长要注意看管自己的小孩，挑选玩具时应尽量避免选择体积太小或零件容易松动、脱落的玩具，不要让3岁以下的孩子吃花生、瓜子等容易呛咳的食物，孩子在哭闹、大笑、追跑时也不要喂食。

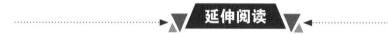
延伸阅读

如果孩子发生气管异物怎么办？肖旭平教授表示，可以按照以下方法进行急救，帮助异物排出体外。

1. 拍背法

（1）对于意识清楚的孩子，可取立位或坐位，急救者站在孩子的侧后位，一手置于患儿胸部以固定，另一手掌根在患儿肩胛区脊柱上给予6～8次连续急促拍击，拍击时应快而有力。

（2）对于意识欠清或不清的孩子，应使患儿屈膝蜷身，面向急救者侧卧，头低于胸部水平，急救者以膝和大腿抵住孩子胸部，然后迅速、用力拍击6～8次。

2. 推压腹部法

使孩子仰卧于桌上，急救者双手叠加放在其腹部脐与剑突之间，紧贴腹部向上往胸部方向适当加压，可增加腹腔及胸腔的压力，让孩子肺内产生强大气流，使异物从气管内向外冲出，并随气流到达口腔。

3. 海氏手法

较大的儿童可采用立位急救，急救者站在儿童后方环抱患儿，左手握拳顶住其腹部脐与剑突之间，右手压在左手上面，双手向上、向后方用力，增加腹腔及胸腔的压力，以利异物排出。

（梁辉、刘小白2017年10月31日发表于长沙晚报"掌上长沙"客户端、大湘网、腾讯新闻事实派等）

04

10月大男婴吞3厘米铁钩，误食异物怎么处理

纽扣、硬币、电池、笔帽、小玩具、动物骨头等都是常见的儿童食道异物。日前，长沙10个月大的男婴昊昊（化名）竟然吞下了衣夹子上面的铁钩，幸亏警惕的妈妈及时将他送到医院，通过内镜手术将异物取出。随着二孩时代的到来，不少年轻妈妈独自照顾两个年幼的孩子，一不留神，就容易顾此失彼。

小白姐的话

11月11日，彭女士独自带着两个年幼的孩子在家。到了做午饭时，就要6岁的女儿陪着10个月大的弟弟玩，自己去做饭。可是在厨房忙了没多久，彭女士就听见小儿子的哭闹声。她赶紧出来一看，只见孩子呕吐不止，又没呕出什么东西，还自己用手去抠嘴巴。这一系列异常举动让彭女士怀疑孩子是不是吞了什么东西进去，立即询问大女儿得知，弟弟刚才打开电视机下面的抽屉在玩。彭女士赶紧翻看抽屉里的物品，发现一个塑料衣夹被分成两半，其中的铁钩不见了踪影。彭女士怀疑铁钩被儿子吞了下去，赶紧带他来到湖南省人民医院（湖南师范大学附属第一医院）耳鼻咽喉头颈外科门诊就诊。

王巍毅教授查看CT片发现，一个U形金属异物卡在孩子的食道入口处，必须行手术取出。

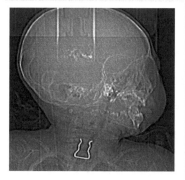

图3-4-1 从CT片中可以看到，一个U形金属异物卡在孩子的食道入口处

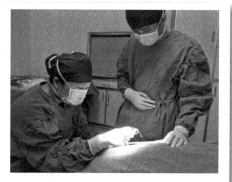

图3-4-2 急诊完善各项术前检查后，王巍毅教授带领手术团队在全麻下为患者施行手术

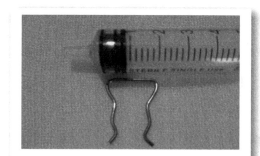

图3-4-3 取出的铁钩大小约3cm×2cm

手术过程顺利，没有出现食道黏膜损伤和出血，术后第二天，孩子便康复出院。

"食道异物是耳鼻喉科常见急症"，王巍毅教授介绍，近半个月，该病房就收治食道异物患者近10例，其中多数是儿童和老年人。

低龄儿童通常是由于好奇心作祟将异物放入口中，误吞小玩具、硬币、纽扣等，也有的是进食时不慎吞下鸡骨、鱼骨、鱼刺等。

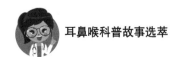

老年人则是因为吞咽功能退化、缺牙等原因导致囫囵吞咽，常见的异物有鱼骨、鱼刺、假牙等。

王巍毅教授提醒，一旦怀疑孩子吞入异物，应按照以下方法处理：

（1）当孩子吞下异物未发生呛咳、呼吸困难、口唇青紫等窒息表现，不要太紧张，也不要设法将异物吐出来，因为催吐易使异物误入气管而发生窒息。这时应及时到医院就诊，在排除食道异物的情况下，一般异物进入胃肠消化道后，多数都能随胃肠道的蠕动与粪便一起排出体外。只要不是锋利的异物，可多给孩子吃一些富含粗纤维的食物，如韭菜、芹菜等，以促进消化道的蠕动，加速异物的排出。每次患儿排便时，家长应仔细检查，直至确认异物已排出为止。在此期间，若宝宝出现呕血、腹痛、发烧或排黑色稀便，说明有严重的消化道损伤，必须立即去医院。若经过三四周仍未发现异物排出，则应及时就医。

（2）孩子卡鱼刺、骨头后千万不能吞饭团、喝醋、用手指抠喉咙等，这样可能会造成鱼刺、骨头刺向更深处，甚至刺破食道，损伤颈部或胸腔大血管。应马上到医院就诊，进行咽喉和食道拍片检查，一旦发现食道异物要尽快取出。

另外要提醒的是，成年人一旦发生异物卡在食道的情况应尽早取出，这种情况下，异物刺入食道肌层，无法自行进入胃肠道。如果拖延，容易发生食道炎症、穿孔、纵隔感染的情况，尤其是靠近心脏主动脉的异物，可能刺破血管引起大出血，造成无法挽救的后果。

（梁辉、刘小白 2019 年 11 月 12 日发表于新浪新闻、凤凰网、长沙晚报"掌上长沙"客户端等）

10月男婴"肺炎"久治不愈，
原是这个东西惹的祸

男婴因"肺炎"在多家医院采用中西医治疗一个多月后，喉部痰响及呼吸费力的症状没有明显缓解。到医院做喉镜才发现，原来是一个大衣纽扣大小的圆形异物卡在喉咙里。湖南省人民医院耳鼻咽喉头颈外科专家施行急诊手术取出异物后，孩子第二天便出院回家了。

小白姐的话

10个月大的龙龙（化名）来自湖南株洲，2022年9月28日下午，妈妈趁他玩玩具的工夫去了下洗手间，回来后发现孩子喉咙里有痰响，呼吸有些费力，痰中还带血丝，马上想到是不是气管里卡了东西，可仔细检查当时玩的玩具，并未发现少了零部件。

第二天，家长带着龙龙来到长沙就诊，做了CT检查，没有发现气道异物，就按"肺炎"进行抗感染治疗。

住院治疗半个月后，龙龙的情况有所好转，但喉部还是有痰响，呼吸依旧费力。

听人说肺炎要根治最好吃中药，于是龙龙的家长又带他到中医院，再次进行CT检查后仍未发现异常，就开了中药回家吃。

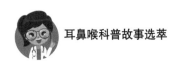

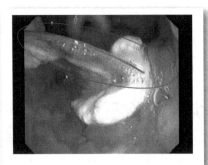

图 3-5-1　电子喉镜下可见异物（圈内）嵌顿于患儿咽喉部

吃了一段时间中药后，家长发现龙龙的喉咙里还是有异响，呼吸急促也没有明显缓解，于 11 月 6 日带他来到湖南省人民医院（湖南师范大学附属第一医院）耳鼻咽喉头颈外科陈月红副教授处就诊。做了电子喉镜检查后考虑为"喉部异物"，随即将他收入耳鼻咽喉头颈外科一病区。

入院后完善术前相关检查后，凌科技副教授团队于当晚为龙龙施行急诊手术，在全麻下通过喉镜取出一枚直径约 23 mm、带有 3 个小孔的圆形硅胶片。

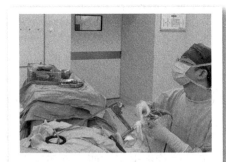

图 3-5-2　凌科技副教授团队为患儿实施急诊手术

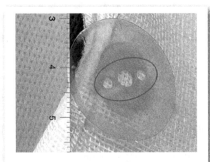

图 3-5-3　取出的异物为一个直径约 23 mm、带三孔的圆形硅胶片

见到从孩子体内取出这么大的异物，家长都蒙了，压根不知道这个东西是从哪里来的，又怎么会被孩子塞入口中，还差点误入气道。

"这个孩子既不幸又幸运"，凌科技副教授表示，由于放射线可以穿透硅胶，所以之前做了两次 CT 都未发现异物，而这么大的异物卡在喉部没有引起窒息，实在是幸运！

凌科技副教授解释，婴幼儿喉腔狭小且软组织疏松、淋巴组织丰富，被异物卡喉后极易出现炎症、水肿而导致窒息。龙龙之所以被卡了一个多月未出现窒息，一方面是由于一直在采用抗炎消肿的药物治疗；另一方面是由于异物表面光滑，对喉部组织刺激小；虽然异物大小是患儿声门面积的3倍，但对喉部起到一定的支撑作用；此外，异物中间的3个小孔参与了通气。这些因素叠加，才让龙龙幸运地逃脱"死神"威胁。

小儿气管异物多发生于5岁以下儿童，其中3岁以下的占60%～70%。这是由于儿童会厌、喉部肌肉及一些神经反射发育尚未成熟，喉的保护性反射功能不健全，加上婴幼儿牙齿发育不全、咀嚼功能差，在口含异物哭闹、大笑，或注意力突然分散时，异物会瞬间随气流被吸入气管。

（梁辉、刘小白、秦念于2022年11月8日发表于《人民日报》《湖南日报》《潇湘晨报》等）

六旬老人误吞鸡骨
被卡险丧命

> 六旬老人被鸡骨卡住，但鸡骨既不在胃内也不在食道，竟离奇穿越到颈部……

小白姐的话

1月4日上午，在湖南省人民医院（湖南师范大学附属第一医院）耳鼻咽喉头颈外科一病区，63岁的刘阿姨躺在病床上，医生已将其颈部肌肉层的鸡骨取出。刘阿姨10天前吃晚饭时误吞鸡骨后，鸡骨离奇穿越到颈部肌肉层，尝试喝醋、吞饭等方法都没用。

"当时感觉喉咙卡了东西"，刘阿姨说。家人带其到医院检查，经CT检查才发现鸡骨穿破食管壁进入颈前部肌肉层。考虑手术风险太大，转到省人民医院。医生从刘阿姨的颈部取出一个约指甲盖大小的鸡骨，鸡骨距离颈总动脉仅2 mm。

肖旭平教授表示，近两个月，科室还收治了30余名鼻腔异物小患者，多为2～6岁的孩童。

（梁辉、刘小白 2017年1月5日发表于湖南医聊、腾讯大湘网、红网等）

八旬老人"囫囵吞枣"，枣核"穿越"到颈部皮下

人上年纪后掉牙齿是正常现象，但吃东西一不小心的话就容易导致异物卡喉。湖南省人民医院（湖南师范大学附属第一医院）耳鼻咽喉头颈外科一病区两天内收治了3名食道异物的老人，都是因为牙齿缺失后吃东西被卡，"肇事"的有枣核，也有鸭骨头。

小白姐的话

80岁的唐奶奶家住邵阳市邵东县流泽镇，牙齿几乎掉光，但平日里喜欢吃点小零食。1月10日上午，老人拿出晚辈孝敬的新疆大枣当零嘴吃，一不小心就将一个枣子囫囵吞下，当即感觉"有东西卡住了"。接下来，老人按照土办法吞下半碗米饭，想把哽的东西强行咽下去；随后又去小诊所，由医生拿镊子夹取，都未见效，枣核反而越陷越深。直到第4天，疼痛难忍的老人叫来儿子将她送往邵阳市的医院。CT检查结果显示：枣核不在胃内也不在食道，而是穿破食道藏身于颈部皮下组织，而且引发脓肿。考虑到手术的风险性，老人在医生建议下转往长沙，于1月14日晚8时许住进湖南省人民医院（湖南师范大学附属第一医院）耳鼻咽喉头颈外科一病区。

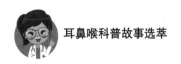

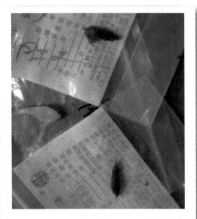

图 3-7-1　两天内从 3 位老人体内取出的枣核、鸭骨头

次日，由肖旭平教授主刀、苗刚勇主治医师协助，在全麻下为老人施行手术，取出一个 15 mm×30 mm 的枣核。术中发现，枣核将食道扎穿一个大洞，周围组织形成大量脓肿，枣核的尖端距离颈总动脉仅数毫米，"一旦扎破动脉血管引发大出血，患者在几分钟内就会毙命"。

肖旭平教授提醒，老年人因为牙齿缺失以及咀嚼功能和吞咽反射减弱，容易发生误吞异物的情况，在进食带骨、核的食物时最好先将骨、核剔除后再吃；一旦异物进入食道，应停止进食并放松，如果超过数小时异物仍未能自行进入消化道，则应及时就医，切不可自行采取催吐、喝醋、吞饭团等方法，以免异物越卡越深，甚至划破食道、血管、胃壁、肠壁等，导致食管穿孔感染、腹膜炎，甚至危及生命。

（梁辉、刘小白 2017 年 1 月 17 日发表于湖南医聊、天天快报等）

钢丝球暗藏"杀机"，六旬老人喝汤吞下钢针，分两次才取出

> 鱼刺、鸡骨头、假牙……这些都是常见的老年人食道异物。近日湖南怀化六旬老人喝汤时不慎吞下一根钢针，幸亏湖南省人民医院（湖南师范大学附属第一医院）耳鼻咽喉头颈外科医生采用等离子刀微创手术，将异物取出。
>
> 小白姐的话

4月29日晚餐时，家住怀化农村67岁的张奶奶喝下半碗西红柿蛋汤后，突然感觉喉咙一阵刺痛，像是有什么东西卡住了，用手抠也抠不出来，于是喝了稀饭和水，想把卡住的东西强行吞下去。

可第二天，老人喉咙痛得更厉害了，当地医院的医生在喉镜下取出一截2 cm长的钢针，而剩下的那一截却怎么也找不到，老人只得转到长沙，住进湖南省人民医院（湖南师范大学附属第一医院）耳鼻咽喉头颈外科二病区。

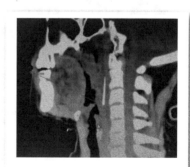

图3-8-1　从CT片上可以清晰地看到针状异物

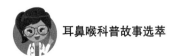
凌科技副教授接诊后查看 CT 影像发现，异物尖端位于老人口腔与食道入口上端，可谓"深藏不露"。

手术团队讨论认为，第一套手术方案是经口腔入路切开咽后壁黏膜，由浅入深探查异物，虽然距离近，但异物小，位置隐匿，很可能寻找失败。

第二套手术方案是经颈外入路探查，该方案优点是视野好，将重要解剖结构有效保护，找到异物的可能性较高，但存在异物刺破颈内动脉，引起大出血的可能。

加上老人脖子粗短，术后咽腔水肿导致窒息的可能性大，届时就得进行气管切开，不仅手术创伤大，手术难度和风险也随之增加。

综合考虑上述因素后，5 月 4 日，凌科技副教授团队在经口喉内镜辅助下，精准定位异物，切开咽侧壁顺利探查到异物，成功取出残余的 3 cm 长钢针。手术耗时仅 30 分钟，术中几乎没有出血。

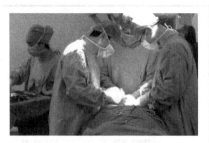

图 3-8-2　医生为老人施行等离子刀异物取出手术

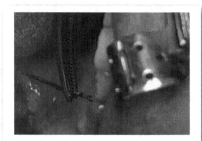

图 3-8-3　从老人体内取出残余的钢针

汤里怎么会有钢针？张奶奶事后推测，家里平常喜欢用钢丝球刷锅，曾出现过钢丝球扎手的情况，钢针应该就是隐藏在钢丝球内混入食物中的。

无独有偶，同一天，该病房还收治了另外两名食道异物患者，其中一名是吃外卖狼吞虎咽吞下 3 cm 长铁丝的年轻姑娘；另一名则是假牙固定不稳，不小心将没嚼碎的大块猪排直接吞下卡住的 74 岁老汉。

"食道异物是耳鼻咽喉头颈外科常见急症"，凌科技副教授表示，随着疫情好转，人们外出聚餐增加，湖南省人民医院（湖南师范大学附属第一医院）耳鼻咽喉头颈外科三个病区近两周共收治食道异物患者 20 余例，其中不乏因为吞咽功能退化、缺牙等原因导致囫囵吞咽的老年人。

（梁辉、蒋芳义、肖欢 2020 年 5 月 6 日发表于《大众卫生报》、红网、腾讯网等）

09 男子牙痛含西洋参睡觉，不慎堵住气管差点要了命

> 一片小小的西洋参，本想用来养生治病，却差点要了李先生的命。
>
> **小白姐的话**

9月21日，50岁的李先生从湖南省人民医院（湖南师范大学附属第一医院）出院，连声感叹"没想到"。

几天前，李先生从永州转来长沙治疗时，已出现了剧烈咳嗽、呼吸困难等症状，生命垂危。紧急施行手术之后，取出物竟是一块食指尖大小的西洋参。原来，李先生因为牙痛，睡前含服了一小块西洋参。他不知不觉睡着后，异物不慎掉落到喉气管腔，当即呛咳，后来还全身发热、乏力。

肖旭平教授介绍，西洋参在患者支气管腔内遇分泌物膨胀，将其右侧主支气管腔完全堵塞并嵌顿，引起继发感染、缺氧，如果继续发展可能因肺脓肿破裂而危及生命。

（谭本芝、周蓉荣 2015年9月21日发表于红网、《潇湘晨报》）

强行拔出卡喉鱼刺，
导致患菌血症

10

鱼刺卡喉切莫强行取出，否则鱼刺可能会导致食道穿孔，引发菌血症。

小白姐的话

近日，湖南省人民医院（湖南师范大学附属第一医院）救治了一名因强行拔出卡喉鱼刺导致食道穿孔、血管划伤而患上菌血症的患者。

患者在和朋友聚餐时不小心把一块带刺的鱼肉吞了下去，导致鱼刺卡喉，患者强行拔出鱼刺后不久出现头晕、呼吸困难等不适，被家人送到当地医院，因病情严重转入湖南省人民医院（湖南师范大学附属第一医院），住进耳鼻咽喉头颈外科一病区。CT 检查结果显示患者的食道已经穿孔，食道周围血管也有损伤，做了血培养后证实为细菌感染导致的菌血症。医生对患者进行了胃管插管补充营养，并采用大剂量抗生素消炎。经过 15 天的治疗，患者近日康复出院。

刘斌教授提醒，进食时出现异物卡喉，切勿吞食醋、酒、饭团等，也不能用手强行取出异物，以免造成食道再次损伤、穿孔，甚至损伤食道周围血管、神经，进而危及生命。

（梁辉、刘小白 2016 年 7 月 19 日发表于《医院报》）

11 五旬男子不慎吞鱼刺后尝试偏方被送入手术室，土方子未必靠谱

鱼肉嫩滑，鱼汤鲜美，这样一道美味俘获了不少"吃货"的心，实则暗藏"杀机"，一根小小的鱼刺便能让人痛苦不堪。于是，网上各种版本的"排刺妙招"流传开了，直言跟着"吞饭、喝醋、手抠"三步走，"妈妈再也不用担心我被鱼刺卡住了"。然而，这些看似靠谱的偏方真的有效吗？

小白姐的话

今年58岁的刘永华（化名）是湖南衡阳人，7月1日吃晚饭时，他不慎吞下一块带鱼刺的鲫鱼肉，当即感觉喉咙有刺痛感。因为吃的是鲫鱼，刘永华觉得鱼刺不会很大，可以自行消化，于是喝了两杯饮料，又吞了几口饭，还喝了一杯白酒。他表示："当时想起白酒可以消毒，能够防止食道被鱼刺刺破，造成感染。"

可是事与愿违，刘永华喉咙的疼痛感不仅没有消失，第二天反而更加严重。他不得不前往当地医院接受食道镜下异物取出术，但并未取出鱼刺。考虑到手术难度和风险太大，当地医院建议其转诊至长沙，刘永华遂前往湖南省人民医院（湖南师范大学附属第一医院）就医。

经 CT 检查，医生发现鱼刺已不在刘永华的食道内，而是扎入了其颈部肌肉。为了尽快治愈患者，避免引起其他不必要的症状，医院决定立即为其实施全身麻醉手术。

术中，主刀的肖旭平教授和凌科技副教授先是对患者进行了食道镜检查，证实异物已经刺出食道腔，于是将手术方式改为颈侧切开异物取出术。通过反复查阅 CT 片，对异物进行准确定位，最终主刀医师在患者的颈部肌肉深处找到了一根长约 2 cm 的鱼刺，并成功取出。

"大家如果遇到异物卡喉咙，一定不能采取催吐、喝醋、喝酒、吞饭等方式擅自处理。"肖旭平教授提醒，这样有可能致使异物越卡越深，甚至划破食道、血管，引发大出血等严重后果。

正确应急方法如下：

❶ 立即停止吞咽动作

"最好的方法是停止吃，努力吐，不要再有吞咽的动作。"医生表示，鱼刺卡喉后，应马上停止进食，同时让家人或朋友帮忙初步查看鱼刺的位置。

❷ 肉眼看得见的鱼刺可用镊子取出

对肉眼看得见的鱼刺，在不伤及喉部的前提下，可用筷子或小镊子取出。如果肉眼看不到鱼刺，说明鱼刺进入咽喉部甚至更深，此时必须依靠喉镜、胃镜等专业工具才能取出，需赶紧去医院。

值得提醒的是，如果在家中已取出鱼刺，但总感觉鱼刺还在，或者觉得咽喉不适甚至疼痛，此时也应该到医院看看，可能是鱼刺导致了炎症等问题。

（梁辉、刘小白 2017 年 7 月 11 日发表于中国新闻网、潇湘名医、湖南医聊等）

12 "感情深一口闷"，闷下的不仅是感情，还可能是异物

来自湖南双峰的彭武（化名）喝醉酒后，误将易拉罐拉环吞下，导致异物卡在食道狭窄处并刮伤食道壁，不得不通过手术取出。周建波教授提醒，成年人一旦发生异物卡在食道的情况，应尽早将异物取出，避免刮伤食道，危及生命。

小白姐的话

彭武今年46岁，11月25日晚上9时许，他和朋友相约吃宵夜、喝酒。本来他只有半斤白酒的酒量，当晚却喝下七两左右的白酒，然后又用啤酒"漱口"。就在他猛地喝下一大杯啤酒后，他感觉喉咙很痛，随即到当地医院就诊。

经检查发现，他的食道内有一个异物，由于异物紧邻大血管，手术风险大，当地医院建议他转到长沙的大医院进一步治疗。

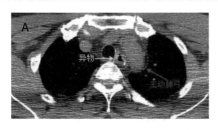
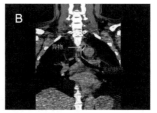

图 3-12-1　从患者 CT 检查结果可以清楚地看到异物紧邻主动脉弓

当天深夜，彭武来到湖南省人民医院（湖南师范大学附属第一医院）急诊科就诊，并于次日上午入住耳鼻咽喉头颈外科一病区。完善术前准备后，中午 12 时许，周建波教授带领周恩医生等，为其施行急诊全麻下食道镜检查、食道异物取出术，成功取出一个约 2.2 cm × 2 cm 的金属异物。由于异物边缘锋利，对食道壁造成刮伤，幸亏没有损伤大血管，也没有掉入胃里。

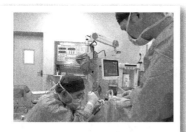

图 3-12-2　周建波教授为患者施行急诊手术取出异物

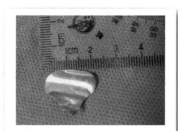

图 3-12-3　金属拉环有两个十分锋利的尖角

"异物卡在食道的第 3 个狭窄处，毗邻主动脉弓，并有两个锋利的尖角，如果患者再次吞东西想把异物压下去，很可能导致异物移位，尖角刺破主动脉弓，导致大出血甚至危及生命。"周建波教授表示，食道异物是耳鼻喉科常见急症，仅最近半个月，耳鼻咽喉头颈外科一病区就收治食道异物患者近 10 例，其中多数是儿童和老年人，还有醉酒后误吞牙签、金属拉环等异物的。

（梁辉、刘小白 2019 年 11 月 27 日发表于环球网、新湖南、湖南医聊等）

13 5岁男童睡觉经常打鼾，一年多没长高

> 5岁男童从小就打鼾，近一年多来，家人发现他身高一点都没长。经检查，男童被确诊为"扁桃体及腺样体肥大"，目前已接受手术。
>
> **小白姐的话**

5岁的小帆（化名）家住岳阳汨罗，从几个月大开始就有睡觉打鼾的情况，随着年龄增长鼾声越来越大。

小帆平时都是张口呼吸，还有鼻塞、流鼻涕、干咳、注意力不集中等症状，最让家人着急的是，小帆一年多都没长个子。

在当地医院，医生给小帆做了微量元素和骨龄检测，都未发现异常。3月28日，家人带着小帆来到湖南省人民医院（湖南师范大学附属第一医院）耳鼻咽喉头颈外科就诊，经过CT及鼻内镜检查后确诊为小儿扁桃体及腺样体肥大。

3月29日，马丽娟副教授等医务人员为小帆进行了手术。术后家长欣喜地发现，孩子睡觉时不再打鼾了。

马丽娟副教授介绍，小儿鼾症病因多为扁桃体肥大、腺样体肥大或肥

胖导致呼吸不畅，睡觉发出鼾声。由于营养越来越好，患鼾症的孩子也越来越多，她所在的科室一个月收治打鼾儿童近百名，年龄在 2～8 岁。

马丽娟副教授说，打鼾的孩子由于长期慢性缺氧容易造成发育迟缓，主要表现为身材矮小、体重偏轻，严重的会影响孩子的记忆力、认知能力和智力发育，有的还出现面形变长（马脸）、牙裂不齐（龅牙）等。

她提醒，孩子打鼾不是睡得香而是有病，家长应及时带孩子到正规医院就诊，以免影响孩子生长和智力发育。

（梁辉、刘小白 2017 年 4 月 5 日发表于红网、网易新闻等）

14 | 5 岁男孩不爱理人，背后原因竟是腺样体肥大

> 5 岁男孩常常自顾自地玩，对和他说话的大人不理不睬，晚上睡觉鼾声如雷，还经常鼻塞、流鼻涕，白天上课无精打采。到医院检查才知道，一切都要归咎于腺样体肥大。
>
> 小白姐的话

5 岁的长沙男童皓皓（化名），2017 年初开始出现睡觉打鼾、张口呼吸、鼻塞、流鼻涕、干咳的现象，白天无精打采，幼儿园老师也反映他上课时注意力不集中。家长起初觉得打鼾是小事，并未引起重视。直到 2017 年 12 月，家人发现他经常对大人说话不理不睬，自顾自地玩游戏，有时要用很大的声音叫他几次才有反应。

感觉不对劲的家长赶紧带他到医院就诊，用了不少消炎药，但效果不明显。2018 年 2 月 21 日，家人带着皓皓来到王巍毅教授处就诊。经过仔细检查，皓皓被确诊为"小儿鼾症：腺样体肥大、分泌性中耳炎"。

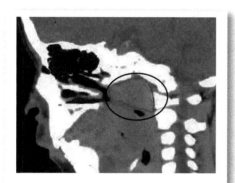

图 3-14-1 经 CT 检查发现肥大的腺样体（圈内）几乎将咽鼓管完全堵塞

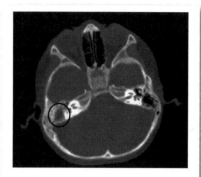

图 3-14-2 患儿中耳乳突腔内有炎性分泌物（圈内）

肥大的腺样体压迫咽鼓管，导致双侧咽鼓管口几乎被完全堵塞，中耳腔出现负压状态，中耳腔黏膜发生炎症改变，引起中耳腔积液，从而导致听力障碍。由于药物治疗效果不佳，王巍毅教授等于 2 月 23 日为皓皓施行了腺样体切除 + 鼓室置管术。

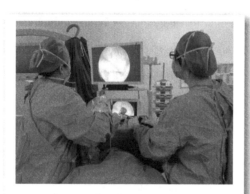

图 3-14-3 王巍毅教授团队给患儿进行腺样体切除 + 鼓室置管术

术后第二天，皓皓便出院回家。

"像这样因腺样体肥大引起分泌性中耳炎的患儿在临床上并不少见"，王巍毅教授介绍，仅 2018 年寒假，湖南省人民医院（湖南师范大学附属

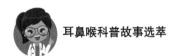
第一医院）耳鼻咽喉头颈外科就收治此类门诊和住院患儿50余人。其中不少孩子是因为家长的认识误区而延误治疗，很多家长认为小孩睡觉打鼾不是什么问题，即便到医院检查被告知小孩腺样体肥大，也有不少家长觉得腺样体是人体免疫器官，一旦切除会影响孩子的免疫力；还有的家长认为腺样体肥大会随着孩子的长大自行好转，不用急着做手术。最终导致患儿出现听力异常、严重的小儿鼾症，甚至腺样体面容（颌骨变长，腭骨高拱，牙列不齐，上切牙突出，唇厚，缺乏表情）和生长发育迟缓才来做手术。

王巍毅教授表示，小儿腺样体都偏大，一般7～8岁时最大，然后逐渐萎缩，12岁后接近成人。腺样体肥大可引起小儿鼾症、鼻炎、鼻窦炎、鼻息肉、分泌性中耳炎等多种并发症。其中，分泌性中耳炎主要表现为听力下降，轻微的耳痛、耳鸣、耳闷胀和闭塞感。婴幼儿表现为对周围声音反应差，不能将头准确地转向声源，抓耳，睡眠易醒，易激惹。

她提醒，家长一旦发现孩子对正常对话无反应、看电视或使用听力设备时总是将声音开得很大，就应该引起重视，及时到医院治疗。

分泌性中耳炎如不及时治疗，一方面可引起鼓膜穿孔导致化脓性中耳炎；另一方面可引起粘连性中耳炎，破坏听小骨。两者均可导致听力进一步减退，严重影响患者的生活质量。

（梁辉、刘小白2018年2月24日发表于《大众卫生报》、红网、网易新闻等）

女儿越长越"丑"，老爸去做亲子鉴定，原来是得了这个病 15

随着年龄的增长，9岁女孩原本酷似父母的圆脸变成了"尖嘴猴腮""龅牙"的马脸。父亲甚至怀疑女儿不是自己亲生的，带她去做了亲子鉴定。经过湖南省人民医院（湖南师范大学附属第一医院）专家的诊断，"夺"走女孩美丽容颜的竟然是"腺样体增生、扁桃体肥大"这种儿童常见疾病。

小白姐的话

9岁的小芸（化名）家住娄底新化县，从小和父母一样是圆脸，十分漂亮。大约从4岁开始，小芸出现睡觉打鼾的现象，按照当地老人"鼾声越大福气越大"的说法，家长就没放在心上。

随着年龄的增长，小芸的鼾声越来越大，睡觉总是张着嘴，还喜欢翻来覆去。短短几年，她原本漂亮的小圆脸变成了长长的马脸，颧骨高耸，牙齿外突，嘴唇包不住上牙，老师也反映她上课时注意力不集中，学习跟不上。

最要命的还是小芸的爸爸觉得女儿越来越丑，既不像爸爸也不像妈妈，回想起妻子怀孕前那段时间夫妻两地分居、聚少离多，竟然怀疑小芸不是自己亲生的，于是偷偷带她到长沙做亲子鉴定。

虽然鉴定结果证实了父女间存在血缘关系，却给这个原本和睦、美满

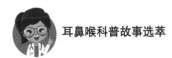

的家庭蒙上了阴影，夫妻关系降至冰点，还差点离婚。

2017 年 7 月 26 日，家长带着小芸来到凌科技主治医师处就诊。

CT 检查发现，小芸肥大的腺样体几乎堵住了后鼻孔，同时伴有扁桃体肥大。因为用鼻子呼吸受阻，只能张开嘴出气，长此以往导致她面部骨骼发育障碍，硬腭高拱，嘴唇变厚，牙齿排列不整齐、上切牙突出、"地包天"，面部缺乏表情，也就是所谓的"腺样体面容"。由于大脑缺氧，上课注意力不集中，爱打瞌睡，学习成绩下降。

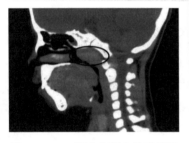

图 3-15-1 圈内为肥大的腺样体

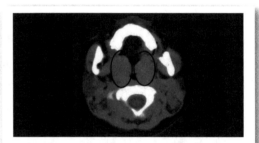

图 3-15-2 小芸同时患有扁桃体肥大（圈内）

完善相关术前检查后，7 月 28 日，凌科技主治医师等在全麻下为小芸施行扁桃体切除和腺样体等离子消融手术，手术过程顺利。术后，小芸鼾声消失，缺氧症状缓解。

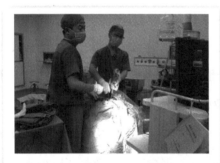

图 3-15-3 凌科技主治医生等为小芸施行扁桃体切除、腺样体等离子消融手术

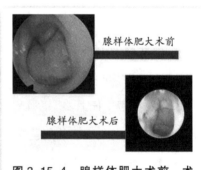

图 3-15-4 腺样体肥大术前、术后对比图

凌科技主治医师提醒家长，由于错过最佳治疗时期，导致小芸颌面部变形，还需到口腔正畸科接受进一步矫治。

"有些家长担心切除扁桃体或者腺样体后孩子免疫力会下降；有些认为腺样体会自行消退，导致不少腺样体增生、扁桃体肥大的孩子错过最佳治疗时机；还有的家长见孩子龅牙就带去矫正牙齿，最后才确诊为腺样体增生、扁桃体肥大来做手术的也为数不少。"

肖旭平教授表示，小儿鼾症90％左右都是因为扁桃体和腺样体同时肥大，除了先天原因引起的小儿鼾症，越来越多儿童打鼾是由后天性因素引起，如肥胖、空气污染、呼吸道疾病发病率上升等，都是导致小儿鼾症发病率升高的直接原因。

肖旭平教授介绍，孩子长期打鼾不及时诊治将带来一系列并发症，因为打鼾影响睡眠质量，直接导致生长激素分泌下降；另外，睡觉打鼾容易导致缺氧，对孩子的大脑和心脏等造成损害，使孩子的注意力、记忆力下降，智力发育产生障碍，还会造成生长发育迟缓，不长个、过度消瘦，体弱多病，甚至影响面容。

"大多数鼾症可以通过合理的手术治疗得到解决，但同时还需转变不良生活方式，适当运动、控制饮食和体重，出现牙齿问题应到口腔科进行后续矫正。"

肖旭平教授提醒：如果孩子出现夜间打鼾、反复觉醒、夜间上厕所频繁、白天注意力不集中、嗜睡、记忆力下降、学习成绩差等现象，应带其前往耳鼻喉专科进行检查，一旦发现扁桃体、腺样体明显肥大，应在专业医生的指导下进行相应治疗。

（梁辉、刘小白 2017 年 7 月 31 日发表于湖南省人民医院健康医线、湖南医聊、新湖南等）

16 女子睡觉要穿纸尿裤，老公要求分床睡，真相竟然是……

西方有句谚语，有三样东西是上帝都创造不了的：不尿床的婴儿、一尘不染的地板和永远忠实的丈夫。可见，尿床是孩童与生俱来的"专利"，但成年女子晚上尿床，不得不穿纸尿裤睡觉，你听说过吗？

小白姐的话

36岁的潘女士是湖南汨罗人，身高1.53米，体重却达到71公斤。一年多以前，她突然出现尿床的情况，开始以为是白天做生意太劳累，晚上睡得太沉导致，好好休息几天应该就没事了。

可事与愿违，这种让她难以启齿的尿床情况仍然不时发生。按照别人介绍的土方，吃了不少灌糯米的猪尿泡和老中医开的中药都不见效。老公和婆家人对此颇有微词，埋怨她没长脑子，这么大个人居然睡得这么死，尿急了都不会起来上厕所。

时间久了，老公也越来越嫌弃，不愿与她同床。为此，潘女士精神压力巨大，晚上不得不穿着成人纸尿裤睡觉。跑了好几家医院的肾内科、泌尿科看病，检查做遍却没查出病因，尿床的情况反而越来越严重。

2018年3月6日，潘女士来到湖南省人民医院（湖南师范大学附属第一医院）肾内科就诊，医生看完厚厚一摞检查资料后突然问她，睡觉打不打鼾，潘女士连连点头，于是医生建议她看耳鼻咽喉头颈外科。3月7日，潘女士抱着最后一线希望来到肖旭平教授处就诊。肖旭平教授一看潘女士的体型，当即建议她做睡眠呼吸监测，结果显示：潘女士一晚呼吸暂停多达50余次。

"呼吸暂停导致大脑缺氧、全身肌肉松弛、小便失禁，再加上肾脏过滤功能下降、尿量增加，潘女士尿床的病因正是'重度睡眠呼吸暂停低通气综合征'"，肖旭平教授介绍，我国内地工作人群中约有65％的人存在睡眠障碍，全世界每天约有3000人死于睡眠呼吸暂停低通气综合征。睡眠障碍不仅严重影响着身心健康，还增加了交通事故的发生风险，我国约八成重大交通事故与司机睡眠不足有关。

肖旭平教授表示，睡眠障碍与高血压、糖尿病、肥胖等慢性疾病有着密切联系，在睡眠障碍中，最常见同时也最危险的是睡眠呼吸暂停。睡眠呼吸暂停最常见的并发症包括高血压、糖尿病、甲状腺机能减退症、性功能减退、部分心绞痛、夜间心律失常等，严重的甚至会发生脑卒中和夜间猝死。

由于人们对睡眠呼吸暂停的认识不足，往往容易忽视，其实，夜间睡眠出现打鼾、憋气都是睡眠呼吸暂停的症状表现。打鼾者的气道通常比正常人狭窄，严重时气道会完全阻塞，发生呼吸暂停，空气不能进入肺部，造成体内缺氧和二氧化碳潴留，成为导致夜间猝死的重要因素。

术前采用家用型正压通气治疗，提高潘女士的血氧饱和度和对手术的耐受性及手术安全性后，肖旭平教授等医护人员于3月14日在全麻下为她施行腭咽成型术，切除扁桃体及腭帆间隙脂肪，达到扩大咽腔，使吸入空气增多，从而带入氧气增多的目的。潘女士术后恢复良好，于 3 月 20 日康复出院。

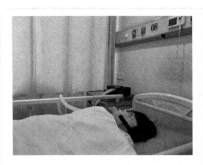

图 3-16-1　鼾症患者术前接受家用型正压通气治疗

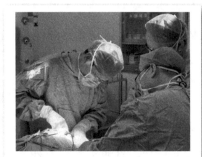

图 3-16-2　肖旭平教授为鼾症患者做手术

（梁辉、刘小白 2018 年 3 月 20 日发表于湖南经视《经视焦点》、新浪新闻、腾讯网等）

晚上鼾声如雷，白天精神恍惚？这种致命 "呼噜" 别不当回事

> 何先生晚上鼾声如雷，白天精神恍惚，经过睡眠呼吸监测，他被诊断为睡眠呼吸暂停低通气综合征。
>
> **小白姐的话**

长沙 40 岁的士司机何先生十多年来都是一挨枕头就鼾声如雷。

近段时间，何先生经常会在夜间突然坐起，大汗淋漓以及胸闷憋气无法呼吸，夜尿增多，第二天醒来后头晕头痛、精神恍惚，甚至开车时会睡着，好几次险些造成大祸，严重影响生活与工作，让何先生很是苦恼。

经朋友提醒，何先生决定到医院看看是什么原因让他明明睡了一整晚，却好像熬了个通宵。

在湖南省人民医院（湖南师范大学附属第一医院）耳鼻咽喉头颈外科三病区行 Muller's 实验，显示双侧咽侧壁向中间靠拢约 90%。经过睡眠呼吸监测，何先生被诊断为阻塞性重度睡眠呼吸暂停低通气综合征、重度低氧血症，且血压升高，随时会有睡眠中窒息的危险，后何先生经过手术后康复出院。

3 月 21 日是世界睡眠日，我国内地工作人群中约有 65% 的人存在睡眠障碍，全世界每天约有 3000 人死于睡眠呼吸暂停低通气综合征（俗称鼾症）。

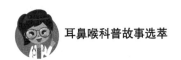
鼾症是一种睡眠时呼吸停止的睡眠障碍，呼吸停止持续时间超过 10 秒，或平均每小时低通气次数超过 5 次，即被认为呼吸暂停，此时血液中的氧气减少，机体处于缺氧状态。

王宁教授介绍，睡觉打鼾一定要注意，小心是睡眠呼吸暂停低通气综合征，主要表现为睡眠打鼾、呼吸暂停、憋醒和白天嗜睡等情况。

"肥胖、年纪大组织松弛、呼吸道结构狭窄、扁桃体增生、长期抽烟导致呼吸道水肿的人是鼾症的好发人群。"

王宁教授表示，如果不及时治疗还可能出现呼吸、循环系统的激发症状，如心律失常、肺动脉高压、肺心病、呼吸衰竭、慢性阻塞性肺病等严重并发症。

王宁教授提醒，如果有睡眠呼吸暂停低通气综合征情况请及时前往医院就诊和治疗。

睡眠呼吸暂停低通气综合征患者应该注意以下几点：

（1）如果患者体重比较重，首先应减重，其次应合理饮食加适当体育锻炼，饮食需清淡，禁辛辣刺激的饮食，戒烟酒。

（2）睡觉时采用合适的体位，可以侧卧位睡眠。

（3）睡眠时可戴口腔矫治器，能抬高软腭，牵引舌主动或被动向前，以及下颌前移，达到扩大口咽及下咽部，是睡眠呼吸暂停低通气综合征非外科治疗的重要辅助手段之一。

（4）因鼻息肉、鼻甲肥大或鼻中隔弯曲引起鼻气道阻塞者，可做鼻息肉、鼻甲切除术或鼻中隔成形术，以减轻症状。

（5）如有咽腔狭窄、扁桃体肿大、悬雍垂粗大、腺样体增生等体征，可到耳鼻喉科进行微创手术。

（6）睡眠情况不好的人群，可以做辅助睡眠操。

（周琳、肖茜予 2021 年 3 月 19 日发表于腾讯网、湖南医聊、凤凰新闻等）

益阳男子吃4种降压药血压仍居高不下，原是打鼾惹的祸

男子吃4种降压药血压还是"纹丝不动"，原来竟是打鼾惹的祸。不仅如此，打鼾还让他睡觉憋气，白天精神不济，坐车就睡觉，经常坐过站，不仅埋下健康隐患，工作和生活也受到严重影响。

小白姐的话

44岁的钟飞（化名）是益阳人，大概4年前开始打鼾，近几个月情况更加严重，"一口气憋住了，一分多钟都不换气"。据家人介绍，钟飞不仅有打鼾、呼吸暂停的情况，在憋气的时候还会手脚抽动，看上去十分难受的样子。由于他晚上没睡好，早上醒来精神不振，白天容易疲劳，经常在公交车上睡着坐过站。

2015年，因体检发现血压高，钟飞吃了一段时间降压药，后来通过锻炼体重减轻，血压稍有下降，就自己停了药。不料，随着体重反弹，血压又高了起来。心内科医生给他开了4种最好的降压药，吃了后还是效果不佳，舒张压始终徘徊在 $100 \sim 140\,mmHg$（正常不超过 $90\,mmHg$）。他在当地医院做了两次睡眠监测，结果均为"重度鼾症"。

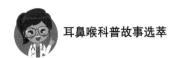

为寻求进一步治疗，2017年3月14日，钟飞来到肖旭平教授处就诊。经过专科检查和睡眠监测，再次明确诊断为：重度鼾症（重度阻塞性睡眠呼吸暂停低通气综合征，简称OSAHS）。3月20日，肖旭平教授带领医务人员为他在全麻插管下施行改良型腭咽成形术。术后，他打鼾和呼吸暂停的情况有望改善，血压也能得到更好的控制。

据美国心脏病学院（American College of Cardiology，ACC）资料显示，约50%～92%的睡眠呼吸暂停低通气综合征患者患有高血压，"这是因为呼吸暂停造成长期慢性缺氧，导致血压升高"，肖旭平教授表示，至少30%～50%的高血压患者伴有OSAHS，顽固性高血压患者合并OSAHS的更是高达80%，但大多数被漏诊而耽误治疗。他提醒，如果有忽高忽低、断断续续的打鼾甚至呼吸暂停，以及白天嗜睡、头痛、头晕、乏力、记忆力减退、高血压等问题，一定要到正规医院进行鼻腔、咽喉检查及睡眠呼吸监测、影像学检查，以确诊是否患有鼾症，以及打鼾到底是由鼻腔、鼻咽、口咽窄还是喉气管狭窄导致。一旦确诊为鼾症，应当加强锻炼、减轻体重，戒除抽烟、喝酒等不良生活习惯，停止或减少服用镇静类药物，治疗有关内科疾病，严重的可以采用口腔矫治器、正压呼吸通气及手术治疗。

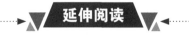

延伸阅读

阻塞性睡眠呼吸暂停低通气综合征即鼾症，俗称打呼噜，是由于上呼吸道狭窄、塌陷、阻塞引起的呼吸暂停和通气不足，伴有打鼾、睡眠结构紊乱，频繁发生血氧饱和度下降、白天嗜睡等症状，上气道各个部位的狭窄均可导致鼾症的发生，许多鼾症患者可有鼻、鼻咽、口咽和下咽腔等上气道多个平面的狭窄和阻塞。随着人们生活水平的提高，鼾症发病率也逐年上升，据国内文献统计，鼾症的发病率约为 4% ～ 10%，中老年人群发病率高达 50% 左右。

鼾症是一种对人体有严重潜在危害的疾病，可对心脑血管造成不同程度、不同方面的危害，重者可猝死，并往往合并有代谢综合征，主要临床表现为肥胖、胰岛素抵抗或 2 型糖尿病、脂代谢异常、高血压、冠心病和高尿酸血症，在心脑血管疾病发病机制方面占很大比重。

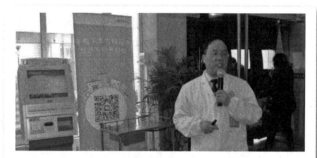

图 3-18-1　2017 年世界睡眠日，肖旭平教授在医院门诊大厅为群众讲授健康睡眠知识

（梁辉、刘小白 2017 年 3 月 21 日发表于华声在线、天天快报、湖南医聊等）

19 长沙四旬壮汉得急性会厌炎，误以为是感冒致呼吸困难

遭遇"咽喉痛"，大多数人首先想到的就是感冒。四旬壮汉喝酒后喉咙痛也以为是感冒，吃药不见效，症状反而加重，张嘴呼吸和吞水都十分困难，到医院检查才知道得了急性会厌炎。冬春季节气候无常，加上过年饮食、作息不规律，省人民医院近一个月便收治急性会厌炎患者 20 余名，不少人都是出现喉部梗阻、呼吸困难才来医院就诊。

小白姐的话

40 岁的刘波（化名）家住长沙望城区，大年三十家人团聚，一高兴喝了点红酒。第二天他喉咙痛，以为是感冒，吃了几天感冒药后症状越来越重，出现气急、气喘、呼吸困难等喉部梗阻症状。他觉得不对劲，于 2 月 3 日来到湖南省人民医院（湖南师范大学附属第一医院）耳鼻咽喉头颈外科就诊。李云秋教授为他做了纤维喉镜检查，发现患者咽喉痛不是因为感冒，而是因为患上急性会厌炎，原本只有一片树叶厚的会厌因严重水肿变成了球状，将气道口遮挡了 3/4，导致患者呼吸困难。入院后，医生对他进行了消水肿、抗炎等治疗，终于转危为安。

"会厌就是气道口上面那个盖子，发炎水肿就会把气道口盖住，导致

病人无法呼吸，甚至引起窒息死亡。"李云秋教授介绍，急性会厌炎是耳鼻咽喉头颈外科的3个冬季高发病（鼻出血、突聋、急性会厌炎）之一，好发于冬春两季，由于病情凶险，被称为耳鼻咽喉头颈外科的"第一杀手"。冬春季节气候无常，容易被细菌或病毒感染，春

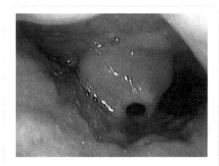

图3-19-1　纤维喉镜检查下会厌因严重水肿将气道口遮挡了3/4

节熬夜、过度劳累导致人体抵抗力下降，加上烟、酒、槟榔和辛辣刺激性食物过量便容易发病。

　　李云秋教授提醒，平时应加强体育锻炼，增强机体抵抗力；咽喉部急性炎症要及时治疗，防止感染蔓延；注意保持口腔清洁，戒烟、酒、槟榔，少吃辛辣刺激性食物；糖尿病患者要控制好血糖。

　　　　（梁辉、刘小白 2017 年 2 月 9 日发表于《大众卫生报》、华声在线等）

20 在湘台胞突患急性会厌炎，差点被"封喉"

一个小小的"喉咙痛"，差点要了他的命。

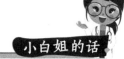

小白姐的话

10月17日，55岁的台商曹先生专程到湖南省人民医院（湖南师范大学附属第一医院）耳鼻咽喉头颈外科三病区感谢大家对他的救治。曹先生感叹道，万万没有想到，一个小小的"喉咙痛"，差点要了他的命。

上周，曹先生从台湾来长沙开会。5天前出现咽痛、饮水痛，他以为只是感冒引起的喉咙痛，并未在意。直到3天前的晚上，曹先生出现无法呼吸、胸闷气促、进食困难，才赶紧在朋友的陪同下，来到省人民医院马王堆院区就诊，并确诊为急性会厌炎。接诊的医生胡彬表示，当时患者已出现呼吸急促、不能说话，且会厌部已经水肿成小球，几乎阻塞了气道，问诊时已有窒息症状，不能平卧，随时有生命危险。医护人员为其开通绿色通道，经过全力救治，目前曹先生已康复出院。

王宁教授表示，急性会厌炎是耳鼻喉科的急重症之一，儿童及成人皆可出现，男性多于女性，主要表现为全身中毒症状、吞咽及呼吸困难。与其他病症导致的喉咙痛的最大区别是，吞咽时疼痛更明显，讲话时像嘴里含着东西。该病情进展迅速，多数患者经及时治疗可获得痊愈，少数病情凶险，很快窒息，死亡率较高。

王宁教授提醒，近期是感冒咳嗽的高发期，也是急性会厌炎的高发期，病房每隔几天就会收治一两例急性会厌炎病人。一旦"喉咙痛"，切莫轻视，应及时来医院就诊。

（肖茜予、王娟 2019 年 10 月 17 日发表于长沙晚报网）

21 老"糖友"喉咙痛以为是感冒，没想到差点要命

> 娄底的李阿姨是一位老"糖友"，前段时间觉得喉咙痛，以为感冒了，没想到被诊断为坏死性颈筋膜炎，是一种多种细菌导致的混合感染，如果不及时治疗，随时会有生命危险。
>
> 小白姐的话

62岁的李阿姨患有糖尿病十多年，血糖最高时有21 mmol/L，因乡下医疗条件有限，没有定期监测血糖和科学用药。前段时间，李阿姨突然觉得喉咙痛，还以为是感冒了，就自行购买了药物治疗，但服药两天后，李阿姨的症状不仅没有缓解，反而比之前更加厉害，话都说不清楚，吃东西难以下咽，还头晕乏力。儿子听说后，立即把李阿姨接到了长沙，带她到湖南省人民医院（湖南师范大学附属第一医院）耳鼻咽喉头颈外科三病区就诊。

接诊的王宁教授通过电子喉镜检查发现，李阿姨的会厌、梨状窝明显红肿充血，声门变形，结合李阿姨多年糖尿病史的情况，王宁教授告诉李阿姨，她的情况比较危重，并不是普通的感冒那么简单，需要住院治疗。

李阿姨入院后还直犯嘀咕，就一个喉咙痛，怎么还需要住院治疗？当医生把病情解释给她听，李阿姨才明白，自己喉咙痛的原因可能是坏死性颈筋膜炎，咽喉及咽旁都有脓肿形成，若不及时治疗，随时有生命危险。

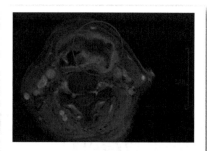

图 3-21-1　MRI 检查结果显示李阿姨的左侧颈部有脓肿形成

王宁教授团队立即为李阿姨安排了手术，术中彻底清除坏死组织，引流脓液。术后经过精心的治疗和护理，李阿姨在年前顺利出院。

王宁教授介绍，坏死性颈筋膜炎是由细菌混合感染引起的颈部严重软组织炎症，以颈部皮下组织和深浅筋膜坏死为特征，易发生于免疫功能低下的人，如糖尿病患者、恶性肿瘤患者、人类免疫缺陷病毒感染者以及酗酒者。

坏死性颈筋膜炎早期表现为咽痛、颈痛、皮肤红肿、发热，随着疾病进展可出现吞咽困难、张口受限、呼吸困难、胸痛及感染性休克等，早期诊断率低，病情进展迅速，易出现危及生命的并发症，死亡率极高。李阿姨有着多年的糖尿病，长期血糖控制差，加上咽痛未引起重视，导致颈部软组织感染，进而引起坏死性颈筋膜炎的发生，好在诊断、治疗及时，避免了意外的发生。

王宁教授提醒，糖尿病为坏死性颈筋膜炎公认的高危因素，所以老"糖友"一定要关注血糖情况，根据空腹及三餐后 2 小时血糖值监测，调整胰岛素用量，将血糖控制在正常水平。

（肖莉、袁康龙 2022 年 1 月 22 日发表于红网、新湖南、腾讯网等）

22 小伙反复咳嗽竟由
胃病引起

通常咳嗽都是因为呼吸道炎症、气道过敏反应等呼吸道问题引起，而胃病也能引发咳嗽，最后在耳鼻喉科治好了，这是为什么呢？

小白姐的话

26岁的李潇（化名）来自广东河源，是一名公司业务员，年轻加上应酬需要，经常抽烟、喝酒、熬夜、吃夜宵。大约一年前，他开始出现反复咳嗽的情况，以为是感冒，在当地多家医院就诊，药吃了不少，咳嗽始终没有治愈。2019年10月初，李潇来到长沙投奔亲戚，又在长沙多家医院呼吸内科就诊，做了一系列检查，排除呼吸系统疾病后，医生建议他去耳鼻喉科看看。

肖旭平教授接诊后，发现李潇体型偏胖，询问得知睡觉有打鼾的情况，还有咽部异物感、痰多、鼻涕倒流、清嗓、胃反酸等现象。于是给他做了反流指数量表、喉镜检查及体征评分，确诊为反流性咽喉炎。经过调整生活方式、抗反流、呼吸机治疗鼾症后，李潇咳嗽完全缓解，至今没有复发。

肖旭平教授介绍，反流性咽喉炎是因胃酸和其他胃内容物反流进入食管，导致以咳嗽为突出表现的临床综合征，是慢性咳嗽的原因之一。除咳嗽外，40%～68%的反流性咽喉炎患者还可有李潇的上述其他症状，但也有患者以咳嗽为唯一的表现。反流引起的咳嗽大多发生在日间、直立体位以及体位变换时，表现为干咳或咳

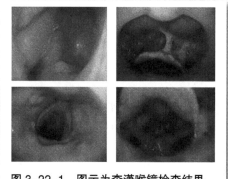

图3-22-1 图示为李潇喉镜检查结果

少量白色黏痰；进食酸性、油腻食物容易诱发或加重咳嗽；常伴有咽部异物感、清嗓、打鼾。

❶ 打鼾为什么会导致反流？

肖旭平教授解释，严重的鼾症患者在睡眠期间由于呼吸暂停导致食道及下咽部出现负压，胃酸可能吸入食道甚至倒流到咽部，咽喉部缺乏对酸性物质的保护机制，易出现严重水肿又加重打鼾，二者相互作用，形成恶性循环。

❷ 如何治疗反流性咽喉炎？

肖旭平教授建议，有反流性疾病的人应调整生活方式。体重超重者应减肥，避免过饱和睡前进食，避免进食酸性、辛辣和油腻食物，少吃甜腻食物及糯米等不易消化食物，避免饮用咖啡、酸性饮料及吸烟、饮酒，避免剧烈运动。此外，应在医生指导下服用针对性的药物。

（梁辉、刘小白 2019 年 12 月 19 日发表于人民网、《长沙晚报》、光明网等）

23　35 岁声乐老师靠嗓子"吃饭"，演出却"断电"，罪魁祸首是它！

嗓音对于从事声乐的人来说就如同自己的生命，湖南岳阳一名声乐老师声音嘶哑数月，还出现咽部疼痛、口干、异物感，以为是长了肿瘤，到处寻医问药，不仅演出和教学工作受到很大影响，还差点得了抑郁症。经过湖南省人民医院（湖南师范大学附属第一医院）耳鼻咽喉头颈外科专家的专业检查，才知道罪魁祸首是"声带小结"。通过一段时间的药物治疗和个性化嗓音矫治训练，她终于重返舞台和讲台。

小白姐的话

35 岁的李欢（化名）是岳阳市一名小有名气的声乐老师，常年带教高中艺考生，自己还经常参加各类演出，可以说是靠嗓子吃饭。

2017 年 11 月起，因为授课多、压力大，加上经常演出、熬夜，没注意休息，李欢出现咽喉部不适，高音唱不上去，几次演出时突然"断电"，令她难堪不已，带教的学生也有人因此转投他人门下。

眼看自己的声乐道路难以为继，李欢只得四处求医问药，上至北京专家，下至乡间名医，就连土办法都用上了，药也吃了不少，收效却甚微，深感绝望的她几近抑郁，家人也是既心疼又着急。

2018 年 1 月 15 日，李欢经人介绍找到咽喉言语嗓音专家肖旭平教授。仔细询问其发音情况后，肖旭平教授为她进行了动态喉镜检查，确诊为"声带小结伴慢性咽喉炎"。

计算机嗓音频谱分析确定其存在中度发音障碍，随后为她制定了详尽的个性化治疗方案。考虑到李欢是一名职业用声者，肖旭平教授决定先对她进行保守治疗，采用药物和嗓音训练相结合的治疗方案。

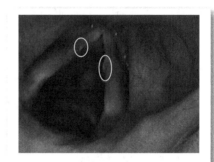

图 3-23-1　嗓音矫治前，圈内白色部分为声带小结

同时，专业嗓音矫治师康婷细心地为李欢进行嗓音障碍指数评估，针对性地对她进行分阶段训练，指导其掌握科学的发声方法。

在接受了一个疗程 3 周的发音训练后，李欢已经能轻松掌握高中低音发音的注意点，喉镜显示声带小结消失，长达数月的口干、咽痛及咽部异物感症状也没有了，发音转为正常，飙高音不再费力，重新走上了自己钟爱的声乐岗位。

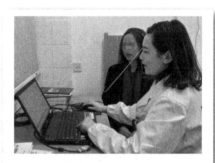

图 3-23-2　嗓音矫治师康婷给李欢做嗓音分析

"门诊平均每个月都要接诊因各种原因引发严重嗓音问题的患者百余人，其中 90 % 的人通过嗓音

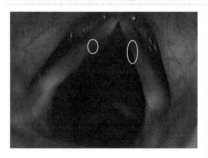

图 3-23-3　喉镜显示，经过药物和嗓音矫治治疗三周后，声带小结消失

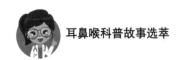

矫治好转或治愈",肖旭平教授介绍。

声带小结是一种由炎性病变形成的特殊类型的慢性喉炎,表现为声带前、中1/3交界边缘处的结节突起,多为左右对称。

肖旭平教授表示,声带小结虽小,但对发声影响很大,不仅影响声带的震动,而且妨碍声门闭合,造成患者发音障碍,主要表现为声嘶,伴有发音延迟、音色改变等。

喉镜检查是诊断此病的重要检查方法。治疗上主要是让声带充分得到休息,纠正不良发声习惯,必要时配合药物及手术疗法。大部分患者采取保守治疗——嗓音矫治方法,纠正不正确的发音方式,就可以好转或治愈,而且可以减少复发。

从专业嗓音矫治师康婷处获悉,随着人们社会交往活动日益增多,各种选秀节目及娱乐节目的广泛推出,嗓音疾病就诊率逐年增加,演员、歌手、播音员、教师、销售人员、艺考生等人群成为嗓音疾病的高发人群。

"所有不正确的发音或是用声过度,都会引起各种嗓音疾病",康婷表示,寻求正确的发音不仅可以提高嗓音质量,还能瘦腹,因为这种气沉丹田的发音方法需要腹部用力,久而久之就能达到锻炼腹部的目的。

她强调,嗓音疾病光靠药物及手术治疗不能解决根本问题,只有配合嗓音矫治才是终身受益的方法。

专家提醒,年关将至,各种应酬接踵而来,用嗓应量力而行,建议做到以下几点:

(1)注意劳逸结合,保证充足睡眠,因为熬夜易增加咽喉负担感。

(2)不要大声说话、喊叫、争吵,唱卡拉OK时音调不宜太高。

(3)感冒、月经期、疲劳时尽量少说话,多喝温水,不抽烟、喝酒,不吃辛辣刺激、油炸、冷热刺激强的食物。

（4）说话时不要怪声怪气，不要长时间采用耳语，每次连续说话时间不宜过长（一般控制在 30 分钟内）。

（5）克服"咔咔"清嗓子的习惯。

（6）不要在嘈杂的环境下大声讲话。

（7）睡觉前 3 小时内不要进食，尤其是引起腹胀的食物，避免返流性咽喉炎。

（8）无诱因的声音嘶哑达两周以上，应及时到正规医院耳鼻喉专科就诊。

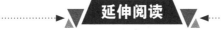

延伸阅读

嗓音训练也称嗓音矫治，是通过发声训练及其相关的放松训练、呼吸训练和共鸣训练，使嗓音疾病者建立一种或更多高效的发音方法。

嗓音矫治治疗人群为声带小结、发声费力或者发声疲劳、声带疾病手术前后、男声女调或女声男调、青春期假声、喉关节运动障碍、声带麻痹、声带沟、声带肥厚、声带术后疤痕等疾病引起的发音障碍患者。

湖南省人民医院（湖南师范大学附属第一医院）耳鼻咽喉头颈外科早在 20 世纪 70 年代就由刘树炎教授在湖南省内率先开展病理嗓音及艺术嗓音的诊治。

（梁辉、刘小白 2018 年 2 月 11 日发表于湖南医聊）

24 艺考生考前发声"短路"，嗓音专家助他上线重点本科

寒窗苦学十余载，决定前途和命运的艺考近在眼前，长沙某中学高三男生小江（化名）却突然出现发声"短路"的情况，这让他和家人焦急万分。肖旭平教授带领嗓音矫治师康婷对他展开紧急"救援"，通过一段时间药物配合嗓音训练的治疗方法，帮助小江顺利发声，并在考试中取得优异成绩。

小白姐的话

　　小江是长沙某重点中学的声乐艺考生，因为学习压力大，考前出现严重的嗓音问题，声音卡在喉咙里发不出来，中高音也上不去，辗转各处求医都没有好转。眼看艺考临近，心情沮丧的他在父亲的陪同下找到肖旭平教授。

　　肖旭平教授仔细询问小江的发音情况后，为他做了一系列的检查，通过动态喉镜诊断为"声带小结"，计算机嗓音频谱分析诊断为"中度发音障碍"。明确诊断后，肖旭平教授为他制订了详尽的治疗方案，采用药物和嗓音训练相结合的方法进行治疗。

嗓音矫治师康婷为小江进行嗓音障碍指数评估，针对性地对他进行分阶段训练，指导其掌握科学的发声方法。通过 3 个阶段的训练，小江已经能轻松掌握高中低音，并在 1 月结束的艺考中成绩位居全班第一，联考成绩也远超重点本科分数线。

❶ 嗓音是如何形成的？

人类嗓音的产生是发音器官在大脑神经系统支配控制下的协同活动而完成，发音器官如同一架"天然乐器"，嗓音形成的气流动力由呼吸器官提供，声带在气流作用下振动闭合产生喉原音，而我们圆润美化的嗓音是喉原音在咽腔、鼻腔鼻窦等共鸣器官的放大修饰作用下所形成。嗓音具有三种基本的物理声学特性：音色、音调及音强，声音中泛音的强度及数量决定音色，声带振动的频率决定音调，声带振动的幅度与音强有关。

"嗓音好比人的第二张脸"，肖旭平教授介绍，由于每个人发音器官的形态结构及发音方法技巧不同，发音时气流动力、声带振动及共鸣效果亦有所不同，由此形成具有一定独特个性的嗓音，有的声音柔美细腻，有的高亢洪亮，有的低沉浑厚……

❷ 嗓音疾病有哪些致病因素？

（1）嗓音使用过度或方法不当。说话过多、发音过高过响或发音方法不正确是导致嗓音疾病的主要原因，多见于在工作中需要说话的职业用声者（教师、销售人员、演员、歌手、主持人、播音员等）。

（2）感染因素。常发生于上呼吸道感染（感冒）之后，先病毒感染，后继发细菌感染，感染由鼻腔、咽部向下扩散引起喉部炎症，开始鼻塞、流涕、咽痛，然后出现声音嘶哑。真菌、结核、梅毒、艾滋病等亦可引起喉部特异性感染，损伤声带而导致嘶哑。

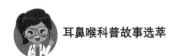

（3）不良饮食习惯。吸烟、饮酒可对咽喉产生很大的刺激损害作用，烟草中的苯丙芘可使咽喉黏膜产生炎症甚至癌肿病变；而酒精（乙醇）在体内会产生一种乙醛代谢产物，可使声带组织充血、肿胀、分泌物增加。辛辣食物、坚果食品（瓜子、花生等）、油炸食品、烧烤食品等对咽喉黏膜亦有损害，这些食物可减少咽喉黏液分泌，造成咽干喉燥，产生咽喉肿痛、嗓音嘶哑等症状。

（4）环境污染。城市工程建设施工、公共交通尾气、厂矿有害气体粉尘、农村秸秆焚烧、气候干燥灰尘多等势必形成雾霾气候，造成环境空气污染明显。长期吸入周围环境中有害气体、粉尘等均可导致嗓音疾病。

（5）反流性咽喉炎。近年，胃食管反流性咽喉炎发病率有明显增高趋势，患者胃食管括约肌松弛，胃内容物（胃酸、胃蛋白酶等）经食管反流到咽喉部，可刺激损伤咽喉黏膜产生炎症病变，导致嗓音异常。

（6）变应性咽喉炎。过敏体质者在吸入过敏原（粉尘、螨虫、花粉、真菌、动物皮屑等）时，可产生以黏膜水肿为特征的咽喉部过敏反应，出现嗓音及咽喉症状，如声嘶、咽痒、咳嗽等。

（7）机体抵抗力下降。身体过度疲劳、日常作息缺乏规律（熬夜）、受凉（不良气候、季节交换、气温改变）等均可导致机体抵抗力下降，并影响咽喉组织，除了精神困乏、全身疲劳外，还可出现喉咙干痛、声音嘶哑等症状。

（8）精神心理因素。心理不稳定、精神易紧张、情绪易激动的个体会出现精神性发音障碍，这些患者的发音器官并没有明显器质性病变，是由于精神、心理因素而导致发音器官功能不协调，产生发音控制差，音调不稳，音量过弱，声音颤抖、断续等表现，有的甚至突发失音。

❸ 嗓音疾病有哪些症状?

肖旭平教授表示，发音器官如存在器质性或功能性病变，可影响发音的气流动力、声带的闭合振动及嗓音共鸣功能，而出现声音异常的症状。

（1）音色异常。轻者发音易疲劳、声音毛糙、沉闷，重者出现嘶哑、甚至失声，还有的呈气息声、痉挛声、开放性或闭塞性鼻音等。

（2）音调异常（过高或过低）。如高频异常（男声女调）、低频异常（女声男调）、窄频异常（克汀病）。

（3）音量异常（过响、过弱）。功能过强性或功能减弱性发音障碍，患者往往还伴有咽喉不适、疼痛、干燥、喉痒、咳嗽、黏痰、咽异物感等症状。

❹ 怎样保护嗓音?

（1）正确适当地发声。说话时不要大声喊叫，也不要长时间讲话，除所需的工作发音外限制其他说话，尽量用麦克风讲课。唱歌时不要发过高或过响的音（飙歌），唱歌时间不宜太长。训练掌握科学的发声方法（胸腹式联合呼吸、喉肌松弛练习、软起音等）。为保持咽喉黏膜湿润，在用嗓前后多喝温开水，用嗓后可自行水蒸汽雾化吸入。一旦嗓音嘶哑要发声休息，尽量少说话。

（2）注意饮食习惯。戒除抽烟、饮酒不良嗜好，避免咽喉受到烟草、酒精中有害物质成分的刺激。少食辛辣、炒货（瓜子、花生）等刺激性食物。多饮温水，少吃冰冷饮食。咽喉反流者少吃酸性、脂肪性食物，少饮咖啡、浓茶、碳酸饮料及酸奶等，减少胃酸反流。

（3）避免污染的环境。尽量避免接触污染环境，外出戴口罩阻隔灰尘及污染空气。保持室内空气流通及湿度，使用空调、取暖器时最好同时用

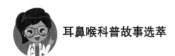

加湿器。室内装修注意环保，装修后通风3～6个月再入住。

（4）提高机体抵抗力。注意不要受凉、感冒，气温变化时增减衣服，冬季外出戴围巾、口罩防寒保暖，夏季避免长时间处在电风扇或空调环境下。劳逸结合，避免过度疲劳，注意生活规律，保证充足的睡眠时间。加强身体锻炼，增强体质，扩大肺活量以增强发声器官功能。

（梁辉、刘小白、谭本芝等2018年4月12日发表于湖南省人民医院健康医线、长沙晚报网）

咽痛咽干还失声？没关系，护嗓妙招在这里

> 2018 年 12 月，刘德华在于香港红馆举办的演唱会现场唱到第三首歌时，突然鞠躬向台下观众致歉，并满含泪水宣布：演唱会取消。而刘德华取消演唱会的原因就是频繁唱歌，导致喉咙发炎，声带受损，唱到第三首歌的时候已经完全发不出声音。虽然大家表示很遗憾无法继续听天王唱歌，但这也让越来越多人开始重视自己的嗓子。
>
> **小白姐的话**

❶ 高强度工作致年轻小伙失声

近日，家住马王堆的 29 岁的小杨，在家人的陪同下来到湖南省人民医院（湖南师范大学附属第一医院）耳鼻咽喉头颈外科三病区就诊。原来，他也是一位年轻的"失声"患者。

据悉，小杨从事销售工作，工作期间语言交流是不可避免的，在长期超负荷、超强度的工作状态下，他出现咽干、咽痒、咽痛症状并自行服药。但同时，他却依旧疯狂工作，直到嗓子痛到失声并高热，才到医院进行全面检查。经喉镜检查发现，患者咽部严重水肿充血，并感染。

王宁教授表示，小杨来院时体温达 40 ℃，精神状态差，下颌淋巴结

163

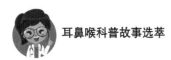

肿大并有压痛，口咽及鼻咽黏膜弥漫性充血、肿胀、腭弓及悬雍垂水肿，咽后壁淋巴滤泡和咽侧索红肿。而导致小杨失声的原因，正是咽喉炎导致的声带充血水肿，使声带不能正常震动发声。经过几天治疗后，小杨康复出院。

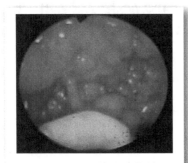

图 3-25-1　舌根及咽后壁淋巴滤泡增生

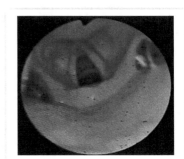

图 3-25-2　声带充血水肿

随着人们生活水平的提高，生活节奏的加快，以及社会交流日益频繁、环境污染加重，咽喉炎等疾病的发病率呈逐年上升趋势，同时也严重影响了人们的生活质量和身体健康。长期处于超负荷、超强度状态下的咽喉，是非常容易生病的。

❷ 哪些人群容易得咽喉炎？

（1）职业用声人群：如教师、接线员、播音员、推销员、售货员、窗口工作人员、歌唱人员等，常常由于过度用嗓而易出现发声异常。

（2）不良嗜好人群：如长期吸烟酗酒、熬夜、大量饮用咖啡及浓茶等。

（3）儿童：性格活泼好动，易兴奋，爱大声吼叫，会因声带使用过度而发病。

（4）存在局部感染者：如扁桃体炎、鼻窦炎、咽喉炎等均可继发声带感染，影响发声。

❸ 护咽小技巧

4月16日是世界嗓音日。王宁教授呼吁大家珍爱咽喉，保护嗓音，并提醒大家正确保护咽喉的小技巧。

（1）多喝温水，避免饮用咖啡和含酒精的饮料。保持体内水的平衡可以充分地滋润声带。

（2）不要过度用嗓，更不要在嘈杂的区域高声讲话或尖叫。

（3）不要过多地清嗓子。因为当做这种动作的时候，气流会猛烈地震动声带，从而损伤声带。如果觉得喉咙难受，那么就小口地饮水或是吞咽。如感觉不适，不要不停地清嗓子，最好找医生检查一下，也许是流感性感冒、过敏症等疾病在作怪。

（4）不舒服时少讲话。当因为感冒或者其他原因而嗓音嘶哑的时候，尽量少讲话。

（5）冬天注意保暖，夏天少喝冰冻的饮料。

（6）尽量不要吸烟。在嗓音病患中，喉癌不可小觑，比例占各种癌症的3％。其中，90％的喉癌患者为男性，以声音沙哑为最早发病症状。因此，若是长期吸烟、酗酒，年龄超过40岁，声嘶、喉部疼痛不适，经半月治疗不愈者，应尽早查清病因。

王宁教授提醒，嗓音疾病逐年增长，很多人经常遭受嗓子疼痛的困扰，影响到人们的生活质量和身体健康。如若声音嘶哑超过两周没有痊愈，应及时到医院进行喉部专业检查，查清病因，切不可盲目服用止痛药或消炎药，以免耽误治疗。

（胡薇华、肖茜予 2019年4月16日发表于湖南省人民医院健康医线、华声在线、红网等）

26 声音嘶哑别大意，小心是肿瘤找上门！

> 突然咽部不适、声音嘶哑可能不是上火或感冒，也有可能是由咽喉肿瘤、声带息肉等疾病引起。
>
> **小白姐的话**

家住湘阴的 48 岁余女士是一名保险业务员，平常说话多，经常咽干、舌燥。

3 个月前，余女士突然声音嘶哑，且咽喉部有异物感，以为是上火，并未重视。

半月前，余女士声音嘶哑的情况愈发严重，说话十分吃力，这才来到湖南省人民医院（湖南师范大学附属第一医院）马王堆院区耳鼻咽喉头颈外科三病区就诊。

经喉镜检查，余女士因右侧声带前部有肿物阻塞声门前部及中部，从而造成声音嘶哑，说不出话。

在成功切除声带肿物后，余女士声音嘶哑明显改善，康复出院。

王宁教授表示，一般的声音嘶哑是由声带过度振动，黏膜下出血造成，很多人认为这只是小问题。但实际上，嗓音的改变可能暗藏着一些重大疾病。

引起声音嘶哑的原因很多，有可能是单纯的上火，也有可能是声带炎性病变或是声带长了小结、息肉，还有可能是喉癌、下咽癌、甲状腺肿瘤、食管病变、胸部病变、脑神经病变等。

因此，声音嘶哑是警惕声带病变的征兆，千万要予以重视。

如何正确护嗓？王宁教授表示要做好"三少""两要"。

（1）少熬夜，保证睡眠。睡眠不足喉部肌肉易疲劳，使声音听起来发暗。

（2）少喝冰饮，多喝温水，缓解咽喉不适。

（3）少用嘴呼吸。经常用嘴呼吸，可导致鼻炎、扁桃体炎等炎症分泌物流入咽喉，继而引发慢性咽炎。

（4）讲话要适量，勿过度用嗓和频繁清嗓。当因感冒或者其他原因导致嗓音嘶哑时，尽量减少用嗓。减少在嘈杂的区域高声讲话或尖叫。

（5）饮食要健康。尽量减少食用烧烤等油脂过多的食物，少饮用咖啡和酒，避免刺激咽喉，造成咽喉负担。

同时，王宁教授提醒，如出现频繁烧心、打嗝、喉咙中有异物感，或反复出现声音嘶哑，说话费力，咽痛、声嘶超过两周，要及时到医院查清病因，切不可盲目服用止痛或消炎药，以致延误病情。

（肖苊予 2020 年 4 月 15 日发表于腾讯网、红网、湖南医聊等）

27 男孩说话太温柔也是病？"小李玉刚"患上"男声女调"

京剧中的旦角不少都是由男性扮演，声音娇柔，扮相可人，"安能辨我是雄雌"？可是在日常生活中，如果男生说话太温柔，难免让人感觉"娘娘腔"，不仅听上去怪怪的，而且可能是一种病。

小白姐的话

17岁的郴州男孩帅帅（化名），跟随做生意的父母在长沙读高中，他性格活泼，成绩优良，长得也帅气十足，让父母引以为傲。美中不足的是，随着青春期的到来，身边的男同学纷纷变声，讲话声音变得浑厚、有磁性，可帅帅还是嫩嫩的童音，甚至有人说他声音像女孩。帅帅以为自己发育比同龄人晚，但迟早会变声，也没太当回事。可是眼看着进入高中了，讲话还是那种娇娇嫩嫩的声音，同学们也对他另眼相看，甚至给他取了个绰号叫"小李玉刚"。

原本乐观开朗的帅帅慢慢变得沉默寡言，不愿与同学交流，甚至都不敢开口说话。回家后不是莫名其妙地发脾气，就是把自己关在房间里不出来，晚上睡不好，经常做噩梦，成绩也一落千丈。感觉不对劲的父母带他

168

到医院去看心理门诊，医生了解了帅帅的情况后，建议他到耳鼻喉专科就诊。2017 年 7 月，帅帅来到肖旭平教授处就诊，通过仔细的检查，被确诊为"言语发音障碍"，也就是俗称的"男声女调"。经过嗓音矫治师康婷近一个月的矫治，帅帅终于发出了低沉的男声。

肖旭平教授介绍，像帅帅这样患言语发音障碍的孩子并不少见，这类患者通常都没有声带等方面的器质性病变，第二性征发育也正常，他们的发音异常是功能性的，经过专业的嗓音矫治后完全可以恢复正常发声。但由于这些患者一般都是进入变声期后才发现发音异常，不少孩子由于发现太晚或者未引起足够重视，没有尽早到医院进行嗓音矫治，因此出现心理方面的问题。

延伸阅读

肖旭平教授提醒：人的声音是随着年龄不断变化的，尤其是男生在进入青春期后声音的变化最为明显，一般在 12～13 岁进入变声期，但是每个人的持续时间各不相同。变声期内，正在迅速发育的声带会有轻度的炎性水肿，如有外界不良刺激容易造成声带的永久性损伤，就会使成年后的嗓音受到影响。因此，青少年在变声期要注意保护嗓子，不要大声、高声喊叫或长时间唱歌；不吃太冷或辛辣刺激性的食物；不要吸烟、喝酒；多喝水；不要熬夜、过度疲劳。

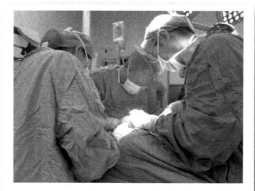

图 3-27-1　言语发音障碍的治疗首选心理 + 言语康复治疗，无效者可考虑手术

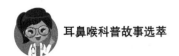

"言语发音障碍的治疗首选心理治疗加言语矫治，对于言语治疗无效的患者可考虑手术"，肖旭平教授表示，治疗"男声女调"最安全、有效的手术方式是喉框架手术，包括甲状软骨成形术3型、改良式甲状软骨成形术、甲状软骨开窗术。肖旭平教授强调，只有通过个性化治疗才能提高疗效，单纯手术疗效有限，应配合个性化语言训练，效果才会理想。

用嗓注意事项：

（1）不要大声说话、喊叫、争吵。

（2）不要长时间使用耳语说话。

（3）说话不要怪声怪气。

（4）连续说话时间不宜过长（30分钟以内），嘈杂环境下少说话。

（5）多喝水，少吃刺激性食物如辛辣、油炸食物，少喝咖啡，忌烟、酒、槟榔。

（6）不熬夜。

（7）感冒、月经期、身体疲劳时少说话。

（8）克服频繁清嗓的习惯。

（9）说话时响度与速度要适当。

（10）尽量不去噪声大、污染、干燥的环境。

（11）睡前3小时尽量不吃东西，尤其是容易引起腹胀的食物，避免返流性咽喉炎。

（12）若发现无原因声音嘶哑或声音嘶哑两周以上应及时就诊。

（梁辉、刘小白2017年8月16日发表于红网长沙、湖南医聊等）

长沙 19 岁男孩因说话太 "娘" 被嘲笑，医生：言语发音障碍，可治

凭借独特的嗓音和高超的演唱技巧，歌手周深已经成为中国新生代男歌手中的翘楚。但也是因为他与众不同的嗓音，从小到大遭遇了无数的嘲笑、误解和偏见。和周深一样，19 岁的湖南邵阳小伙子小杰（化名），也因为说话的腔调偏女性化，成长的道路上不断被嘲笑太"娘"，找工作也是多次碰壁。近日，他来到湖南省人民医院（湖南师范大学附属第一医院）治疗，医生表示，这是"男声女调"，能治。

小白姐的话

❶ 小时候 "嗲气" 招人喜欢，长大后却被人嘲笑

小杰从小就有一副清脆、高亢的嗓音，小时候说话嗲声嗲气，很是招人喜欢，长到十一二岁时，身边同龄的男生都开始变声，他却仍是女孩般尖细的嗓音。家长也曾带他去医院看过，但因为家庭经济状况不佳，加上以为长大后会变成正常的男声，也就不了了之。

随着时间的推移，小杰的声音始终没有变得浑厚、阳刚，同学们总嘲笑他太"娘"。小杰变得十分内向，不敢和同学说话，也不敢回答老师的提问，学习成绩一落千丈，初中毕业后只能去读技校。

171

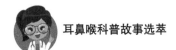

今年，从技校毕业的小杰面临找工作的问题。参加了几次招聘考试，每次都是理论考试过了，一到面试环节，对方听到他说话就露出惊讶的表情，而小杰不知该如何应对关于自己嗓音的疑问，自然就没能通过面试。几次三番下来，他不敢再去找工作，人也变得愈发内向和自卑。

❷ "男声女调"可以治疗，孩子变声期要注意保护嗓子

在邵阳当地医院的推荐下，今年9月，小杰来到湖南省人民医院（湖南师范大学附属第一医院）耳鼻咽喉头颈外科门诊就诊。谭志强副主任医师接诊后为他进行详细检查，诊断结果为"言语发音障碍"，也就是俗称的"男声女调"。

经过言语治疗师刘耀凤的言语康复训练，小杰终于发出低沉的男声。这让他喜出望外，重新燃起了对未来的希望。

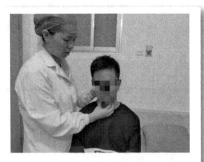

图 3-28-1 训练前，言语治疗师先为小杰放松声带、舒缓喉肌群

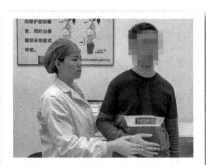

图 3-28-2 言语治疗师刘耀凤教小杰练习腹式呼吸法

（梁辉、刘小白、袁康龙 2021 年 10 月 18 日发表于光明网、红网、网易等）

口腔溃疡近 2 月仍然不愈合，被查出来是这个病！

29

李先生出现口腔溃疡，未引起重视，但口腔溃疡经久不愈，经病理报告检查，确诊为口腔癌。

小白姐的话

　　湖南邵阳 46 岁的李先生是个生意人，因为经常要谈业务，难免很多应酬，免不了抽烟、喝酒，吃槟榔也是常事。9 月初，他的口腔里出现了 2 个小溃疡，当时也没当回事，后来感觉溃疡面慢慢变宽了，还疼，于是自己在家里用盐水漱口，口服消炎药，可是几天还是没什么效果，就在朋友的介绍下买了口腔溃疡贴，以为贴几天就没事了，贴了一周不但没好转，溃疡面积反而越来越大。药物用了一种又一种，方法试了一个又一个，这样前前后后搞来搞去，近 2 个多月还没有见好，就自己上网查询，不查不要紧，一查吓半死——"口腔癌"。这个时候极度紧张的他，来到了肖旭平教授处就诊住院，经过病理报告检查，确诊为口腔癌。

　　口腔癌多与抽烟、喝酒、嚼槟榔及不良口腔卫生习惯等有关，其中槟榔致癌一般只需 5 ～ 10 年。

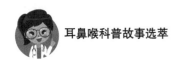

❶ 如何早期发现口腔癌？

口腔癌:主要是鳞状细胞癌,解剖位置主要是指唇部和颊部、牙龈、舌、腭部。

口腔癌的好发年龄：40～70岁。

❷ 口腔癌早期症状有哪些？

（1）口腔溃疡：溃疡特点是长期不愈合且位置相对固定,并且,它的口腔溃疡和平时所讲的口腔溃疡不太一样。平时所说的口腔溃疡大概形成的1～2周内,可以看到已经在好转,甚至已经愈合,有一定自愈的能力。但是如果是癌导致的溃疡,基本上范围会越来越大,摸起来基底会比较硬,表面深浅不一、呈污秽状。如果同一部位溃疡的时间已经超过了一个月,需要特别注意,要去当地医院找专业的医生鉴别,明确诊断是否合并有口腔癌。

（2）口腔黏膜颜色有改变,一般多呈现为红色、白色、黑色或者淡蓝色等。

（3）舌头、颊部等地方出现硬结肿块。

（4）骨头变软可能也与肿瘤有关,例如牙齿松动、疼痛及各种感觉异常如麻木等,出现以上症状应及时就医。

（刘小白 2019 年发表于今日头条）

别把口腔溃疡当小事，经久不愈要小心是口腔癌

30

许多人都患过口腔溃疡，但如果溃疡经久不愈，那就要警惕了。近日，一名因患口腔溃疡 1 个多月的患者来湖南省人民医院（湖南师范大学附属第一医院）检查，结果竟发现是患了口腔癌。4 月 24 日，经过手术治疗，患者顺利出院。

小白姐的话

家住湘阴的 61 岁易大爷平时爱嚼槟榔、抽烟，近一个月来出现右侧口腔溃烂、疼痛症状，一直不愈。曾在当地医院进行了消炎、清洗等，仍未好转，遂来到湖南省人民医院（湖南师范大学附属第一医院）就诊。接诊的口腔二科副主任医师徐裕国表示，患者右侧口颊部有一个大小约 4 cm×3 cm 的肿块，质地较硬，边界不清，活动度差，表面溃烂。考虑口腔癌的可能性，取了活检，一周后病理结果显示，患者确诊右侧口颊部鳞状细胞癌。

因患者还患有心脏病、糖尿病等多种基础疾病，为确保患者安全及治疗效果，耳鼻咽喉头颈外科三病区、口腔科、骨六科、麻醉科、心血管内科、内分泌科等一同会诊，并在多学科的共同协作下，成功为患者实施了全麻下颊癌联合根治＋游离股前外侧瓣修复术。术中，扩大切除肿瘤，再从大腿切取皮瓣，移植到缺损处，并行血管吻合，修复肿瘤切除后的创面。术后，

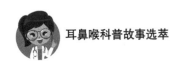
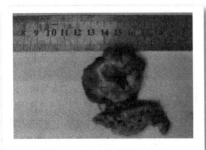

图 3-30-1　切除的肿瘤

患者生命体征平稳。

❶ 口腔溃疡，怎么就变成口腔癌了？

"当口腔内出现溃疡 1 月以上尚未愈合要引起警惕。"王宁教授表示，颊癌是常见的口腔癌之一，恶性程度高，常出现淋巴转移。近年来口颊癌发病率有上升趋势，因此那些疼痛不明显、边缘不清晰，而且久不愈合的口腔溃疡，一定要引起重视。尤其是反复在相同部位发作的口腔溃疡，很有可能是癌变的信号。

口颊癌常发生于磨牙区附近，呈溃疡型或外生型，生长较快，向深层浸润。穿过颊肌及皮肤，可发生溃破，亦可蔓延至上、下牙龈及颌骨。如向后发展可波及软腭及翼下颌韧带，引起张口困难。颊鳞癌常转移至面淋巴结、下颌下及颈深上淋巴结，有时也可转移至腮腺淋巴结。

❷ 口腔癌该怎样治疗和预防？

手术是治疗口腔癌的主要和有效方法。同时，由于肿瘤在面部，术后缺损常需进行皮瓣修复术，手术难度大、风险高。

口腔癌的致病因素较复杂，但证实与环境和不良习惯有关，如嚼槟榔、吸烟、饮酒等。因此，要改变不良的生活方式，注意口腔卫生，减少致病因素。在饮食方面，不要吃口味太重的食物，也要尽量少吃辛辣刺激性食物，以免刺激口腔黏膜。此外，戴假牙的老人及有龋齿、有口腔癌家族史、癌症高发区的人群，最好定期做检查。同时，保持积极健康的心态，适当运动，增强抵抗力；做到预防为主。

（张维夏、肖茜予 2019 年 4 月 24 日发表于《湖南日报》、新湖南、《潇湘晨报》等）

喉咙里藏"蛋"，迷信"神医" 不做手术差点窒息

31

七旬老人吃不下东西、出不了气、话也说不出，原来是喉咙里长了个鸡蛋大的肿瘤，几乎将气道完全堵死造成窒息，经过湖南省人民医院（湖南师范大学附属第一医院）耳鼻喉科专家紧急实施气管切开，才救回一条命。

小白姐的话

❶ 惊恐！抽烟、喝酒一辈子患上喉癌

71 岁的李兆国（化名）老人家住长沙县农村，每天都要喝 1 斤左右的白酒，烟也不离手。大约两年前，老人开始喉咙疼痛、声音嘶哑，感冒药、消炎药吃了一个多月都不见好转，"总觉得喉咙里卡了什么东西"。

后来，老人在长沙某大医院检查确诊为"喉高分化鳞癌"，医生建议他手术治疗。当听说做手术要切开喉管还可能终身要佩戴气管导管，并且不能保证存活时间后，老人放弃手术出院。

回到家后，听人说当地有个专治疑难杂症的"神医"，用中草药治好了许多被医院判处"死刑"的癌症病人后，老人喜出望外，第二天一大早

177

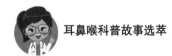

就翻山越岭找到这名"神医"。"神医"告诉老人，吃他的中草药不仅可以控制癌症的发展，坚持服用还可以将癌症治愈。老人感觉抓到了救命稻草，一次花 2000 多元拿了一个月的药。

连续吃了近一年"神医"的草药后，老人的症状不但没有好转，反而更加严重，因为呼吸吃力，只能伸长脖子、张开嘴出气，话也说不出，躺下就出不了气，只能坐着睡觉。家人再次找到这名"神医"，"神医"此时却说，用他的中草药无法治愈癌症，要去大医院做手术。

❷ 危险！喉管堵死紧急气管切开救命

随着憋气的情况越来越严重，加上无法正常吞咽，只能进食极少量的流质食物维持生命，老人觉得再不去医院做手术，"不是憋死就是饿死"，于是在家人的陪同下来到肖旭平教授处就诊。此时，老人呼吸已经极其困难，喉梗阻三度，面色、嘴唇发紫，严重的缺氧导致他出现濒死感，被紧急送往手术室给予气管切开、上氧、心电监护等抢救。

CT 检查发现，老人喉咙里原本只有花生米大小的肿瘤长到了鸡蛋大，将他的喉管几乎全部堵死，只剩下约 1 mm 的通气通道，"如果不进行气管切开，一口痰就可能随时要了他的命"。

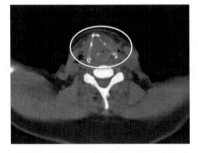
图 3-31-1　肿瘤填满喉腔，通气通道仅剩 1 mm

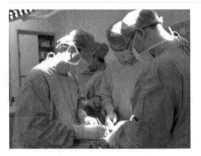
图 3-31-2　肖旭平教授团队为老人手术

完善术前检查后，7月31日，肖旭平教授、凌科技主治医师等在全麻下为老人施行全喉切除、右颈部淋巴结清扫、筋膜组织瓣成形、气管造口手术。手术过程顺利，成功切下一个5 cm×3.5 cm大小的肿瘤。

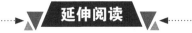

延伸阅读

1. 喉癌的发病因素

"喉癌是头颈部常见的恶性肿瘤，男性多于女性，以40～60岁多见"，肖旭平教授介绍，喉癌的发病与吸烟、饮酒、病毒感染、环境因素、放射线、性激素、微量元素的缺乏等因素有关，是多种致癌因素协同作用的结果。

喉癌的早期症状包括：原因不明的咽喉部异物感、喉痛，对症治疗无效；声音嘶哑半个月以上无缓解；呼吸费力，颈部有无痛性肿块；痰中带血，肺部检查无异常。

肖旭平教授表示，喉癌分为声门型、声门上型、声门下型，前者因早期出现声嘶易引起重视，后二者早期症状不明显，多为咽喉异物感、喉痛，容易当作咽喉炎而被误诊。

2. 喉癌的预防

（1）远离烟酒。

（2）少吃咸菜、腊肉等腌制、熏腊食品。

（3）不要长时间呆在空气污染的环境下，注意防护雾霾。

（4）成年男性声嘶超过15天，应前往正规医院耳鼻喉专科检查，做到早发现早治疗。

3. 喉癌的治疗

早期喉癌可以采用激光或等离子微创切除，避免在颈部开刀，10年生存率高达80％～90％；晚期喉癌大都可以保留部分喉，进行喉功能重建，患者术后可发音，一般不影响吞咽。

（梁辉、刘小白2017年8月2日发表于湖南省人民医院健康医线）

32 反复声嘶不愈，不要总当感冒、喉炎治，也要警惕喉癌

五旬男子反复出现声嘶症状，以为是感冒、喉炎，吃感冒药和消炎药都不见效，许久未愈，原来是因为患了喉癌。

小白姐的话

　　一位 57 岁的男性患者，从 2019 年 1 月起，在无明显诱因的情况下出现反复声音嘶哑，咽喉部不适，有时伴有说话费力，偶尔有咽喉部干燥、咽喉部痒、咽痛，但是没有明显的吞咽困难、咽部异物感。因为患者当时感冒了，以为是感冒后喉炎引起的声音嘶哑，也就没有重视，自己到药店买了感冒药，吃了也没见效，药店人员再次建议买点消炎药物吃，他又买了头孢类消炎药物，吃了 12 天还是声音嘶哑。后来他自己开玩笑说，算了，不治疗了，反正年龄也这么大了，不存在因说话不好听而找不到对象，也就没再理会。

　　过了 3 个月，患者在朋友的建议下去了长沙一家大医院就诊，并做了相关检查，医生建议手术取活检确定病情，但是患者听了医生谈话内容后，拒绝了，也不相信自己会患癌症之类的病，就想吃中药保守治疗。

后来患者通过各种关系，找到一家大医院附近药店老中医，一连吃中药8个月，症状有所缓解，但是从2020年1月开始声音嘶哑症状更加明显，伴有咽痛、吞咽痛、饮水痛，随后咳嗽、咳痰并且痰中带血，稍有吞咽梗阻感，自行口服中药无明显好转。

患者为求进一步诊治，遂来到肖旭平教授处就诊，经详细询问相关病史及行电子喉镜检查后，诊断为"右声带肿物查因"，于2020年3月5日第一次入住湖南省人民医院（湖南师范大学附属第一医院）耳鼻咽喉头颈外科一病区。完善相关检查后，诊断为"1.喉部肿物性质待查：喉癌？"拟行手术，与患者家属详细说明病情及下一步治疗后，患者及家属表示不考虑手术，要求出院，遂于2020年3月12日出院。

患者出院后仍有声嘶，伴咽痛及痰中带血加重，为求进一步治疗，3月21日再次来到肖旭平教授处就诊，拟"喉部肿物性质待查"收入院。

通过完善各项术前准备后，3月25日，肖旭平教授带领苗刚勇副教授等手术团队在全麻支撑喉镜下行喉活检＋右颈2、3、4淋巴结清扫＋全喉切除术＋气管造瘘术，术中快速病理检查结果为：喉癌（贯声门型累及声门下）T4N0M0。术后，患者处于康复中。

湖南省人民医院近一个半月来收治各类喉癌患者20余例，其中大多数都是因为反复声音嘶哑，有的当感冒治疗，有的当咽喉炎治疗，有的开始觉得是话说得太多了造成的，自服感冒药物、中药，涂活血化瘀药物而耽误治疗，最后因为喉梗阻呼吸困难或者吞咽困难才不得已来医院看病。

肖旭平教授提醒：喉癌是头颈部常见的恶性肿瘤，发病率约为十万分之一，占全身恶性肿瘤的2.1％，占头颈部肿瘤的13.9％。虽然喉癌总体发病率不高，但近年来发病率呈总体上升趋势。"喉癌男性患者多于女性"，肖旭平教授表示，这与男性的生活方式、烟酒嗜好等不良习惯有关。同时，

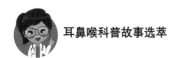

喉癌发病率在地域上呈现北方多于南方的特点，"这主要与北方冬季饮酒、环境污染有关"。有数据显示，有 1% ～ 5% 的喉癌患者因为担心术后无法发声而放弃手术机会。实际上等离子射频消融术在早期喉癌中的应用，使得许多喉癌得到有效的控制，患者发音质量不错，不需要行气管切开术。

很多患者的不良生活习惯也会引发喉癌。肖旭平教授提醒：应戒除日常生活的不良习惯，以预防喉癌的发生。

（刘小白 2020 年 3 月 29 日发表于今日头条）

让喉癌患者不再孤单　33

　　九月初九重阳节前夕，湖南省人民医院（湖南师范大学附属第一医院）耳鼻咽喉头颈外科专家开展了一场关怀喉癌术后患者活动。

小白姐的话

　　重阳节来临之际，肖旭平教授一行 6 人去往位于五一广场的彭爷爷家，开展重阳节慰问喉癌术后患者关怀活动，表达对特殊疾病患者的关怀之情。

　　据肖旭平教授介绍，82 岁的彭爷爷已经走过 12 年的抗喉癌史，70 岁生日那天，犯有肺部疾病的彭爷爷突然出现声音嘶哑、讲不出话的症状，家人见此情形，立刻将其送往湖南省人民医院（湖南师范大学附属第一医院）耳鼻咽喉头颈外科。经医生诊断，彭爷爷患上了喉癌。

　　据彭爷爷的二女儿介绍，彭爷爷年轻时参与了抗美援越，个性要强。一开始，彭爷爷得知要进行喉全切手术时，内心极度消沉和抗拒，在肖旭平教授团队的反复沟通和精心评估下，给彭爷爷采取了次全喉切除手术，留有残喉，能够确保彭爷爷拥有正常的语言功能。在肖旭平教授团队的努力下，彭爷爷恢复了对生活的热情，精神状态良好，82 岁的他能够下楼和

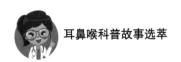
自己的老朋友聊天、打打麻将。彭爷爷的女儿表示："我觉得我爸爸很勇敢，他对于生命的追求和生活的意志是我的榜样，他就是我的领航灯。"

据肖旭平教授介绍，对于喉癌患者的治疗一般会采取喉部分切除或全喉切除的手术模式，但由于喉是人体很重要的一个功能器官，承担重要的发声、吞咽、呼吸功能，因此应早发现、早治疗。早期喉癌可以采用激光或等离子微创切除，避免在颈部开刀，完全可以保留喉功能，资料显示，喉癌患者10年生存率高达80％～90％。采取了全喉切除手术的患者，也可使用食道语、人工喉、电子喉等重新发声，以确保拥有正常的交流沟通功能，不干扰患者的正常生活工作。

（刘小白 2019 年 9 月 30 日发表于长沙晚报"掌上长沙"客户端）

男子喉咙被切除，
一年学会食道语

武侠小说中，高手都用"腹语"交谈，一般人学不会。和普通人靠声带和喉咙发声不同，50 岁的邵阳人老刘（化名）会食道语，他说话时，音调高低差别较小，爆破音较重，听起来就像普通人得了感冒，但并不影响交流。但他并不是武林高手，而是一名切除了喉咙的喉癌患者。

小白姐的话

❶ 一天练习打嗝上千次

2014 年，老刘因喉癌做了完全喉切除手术后，其唯一支撑的环状软骨被切掉，气管造口处疤痕挛缩变窄。

"那时候很绝望，觉得自己废了。"老刘说，2014 年做完手术后，一个音都发不出来，一度让他感到绝望，不久后，医生告诉他，可以用食管代替声带"说话"，他决定试一试。

"要先从打嗝开始，需要决心和耐心，打嗝只是发声的第一步。"老刘回忆说，刚刚开始学习打嗝的时候，尽管有医生指导，但自己怎么努力都

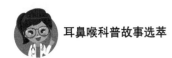

没法发声，于是，那半个月，老刘从早到晚只做一件事，就是对着空气吸气、打嗝，一天练习上千次。

半个月后，老刘已经能够顺利地发出响亮的嗝音，随后，他开始在发嗝音时发出其他简单的音节。"1、2、3……"老刘从数数开始到简单的汉字发音，重新学习说话。终于，练习了将近一年的时间，老刘可以再次和人正常对话交流。

❷ 愿意免费教喉癌患者发音

热心的老刘说："我愿意免费教喉癌术后患者学习食道发音，让每一位喉癌患者都能说话。"

"食道发音是依靠食管上段的少量储气振动食管入口，产生声源，通过口唇、舌体、腭部的构音动作形成声音。"肖旭平教授介绍，喉癌是头颈部常见恶性肿瘤，发病率约为十万分之一。"有1%～5%的喉癌患者因为担心术后无法发声而放弃手术机会，其实不用担心，就算做了全喉切除，还可通过食道发声，难度也不大。"

（梁辉、刘小白 2017 年 11 月 8 日发表于 ZAKER 潇湘、《三湘都市报》、华声在线 ）

没有喉咙还能 K 歌？喉癌大叔术后重获"新声" 35

因不能忍受无法发声和说话，我国有 1%～5% 的喉癌患者放弃了手术机会。2022 年 4 月 16 日是第 20 个世界嗓音日，肖旭平教授提醒：全喉切除术后可通过食道语、人工喉、电子喉、食管气管造瘘术等进行发音重建，千万不要放弃手术机会。

小白姐的话

浙江宁波 72 岁的李先生从 20 多岁开始抽烟、喝酒，人到中年后，几乎每天要喝 1 斤白酒、抽 2 包香烟。8 年前他开始出现声音嘶哑，以为是慢性咽喉炎，吃了很多药也不见好，到医院检查后竟被告知是"喉癌"。

想到手术后不能正常说话，脖子上还将永久留下一个洞，李先生拒绝了医生全喉切除手术的建议。出院后，他呼吸困难、憋气的情况越来越严重，只得于一个月后再次住院，接受了全喉切除手术。

术后，因为不能说话，只能通过写字或手势与人交流，李先生不堪忍受"无声"世界以及外界异样的眼光，拒绝与人交流，逐渐封闭自己。从此，他天天琢磨怎样才能正常发声，并在 3 年后成功借助人工喉设备说话，这让他欣喜若狂。

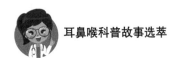
为了帮助更多的全喉切除者重回"有声"世界，他建立微信群，与全国各地无喉人士相互鼓励，交流学习食道语、人工喉、电子喉等发音的经验，大家还经常聚会 K 歌、交流……肖旭平教授等专家也在群里为大家义务提供治疗建议和发声指导，鼓励喉癌术后患者重获"新声"。

有数据显示，我国有 1% ～ 5% 的喉癌患者因为担心术后无法发声而放弃手术机会。对此，肖旭平教授强调：早期喉癌不需要全喉切除，绝大多数患者只需要经口微创手术，术后多数能恢复发音。就算晚期喉癌做了全喉切除，还可以通过以下方法进行发音重建和恢复部分语言功能：

❶ 食道语

经过训练后，把吞咽进入食管的空气从食管中冲出，产生声音，再经咽腔和口腔动作调节，构成语言。缺点是发音断续，不能讲太长的句子。

❷ 人工喉

将呼气时的气流从气管引至口腔，同时冲击橡皮膜而发音，再经口腔调节，构成语言。缺点是佩戴和携带不方便。

❸ 电子喉

利用音频振荡器发出持续音，将其置于患者下巴或颈部做说话动作，即可发出声音。缺点是发出的声音欠自然。

❹ 食管气管造瘘术

在气管后壁与食管前壁间造瘘，插入发音钮或肌黏膜瓣缝合成管道，构成语言。

（梁辉、刘小白、袁康龙 2022 年 4 月 18 日发表于《潇湘晨报》、新浪新闻、红网等）

不切喉不毁容，喉癌手术可以这样做 36

小白姐的话

六旬男子感冒后声嘶、咳嗽，中西医治疗效果都不佳，原来是得了喉癌。经湖南省人民医院（湖南师范大学附属第一医院）耳鼻喉专家采用等离子微创手术后，好转出院。

66岁的李某来自湖南邵东乡村，抽烟30余年，每天至少1包。2022年初，他感冒后出现声嘶、咳嗽症状，吃了多种感冒药都不见效，胸片检查排除肺炎后，又吃了近2个月的中药，症状没有缓解反而加重，晚上只能坐着睡觉，极大影响了生活质量。10月中旬，他在长沙某大医院做了喉部增强CT检查，怀疑为喉癌。经过多方打听了解到，肖旭平教授治疗喉癌有独特技术，于是找到他，以"右侧声带肿物性质待查"被收入院。

入院完善MRI及高清喉镜等检查后，初步诊断为喉恶性肿瘤。经科室专家讨论后，10月21日，肖旭平教授、李京鲲博士等在全麻支撑喉镜下取喉部声带组织快速病理切片检查，确诊右侧声带肿物为鳞状细胞癌。

为在彻底切除肿瘤的前提下，尽可能保留或重建喉的功能，让患者

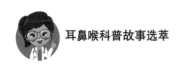
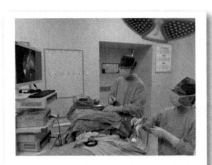

图 3-36-1 肖旭平教授团队为患者行等离子喉部分切除术

术后能发音、说话，手术团队征得家属同意后，决定在支撑喉镜下施行等离子喉部分切除术。手术过程十分顺利，术中几乎无出血。术中快速病检结果显示：切缘未见癌。

刘小白护士长带领护理团队对患者实施快速康复管理，通过术前教育减少患者的紧张、焦虑情绪，对术后饮食、发音、运动及嗓音保健进行宣教和指导，得到患者及家属的赞扬，患者术后第二天便出院回家。

肖旭平教授表示，低温等离子微创技术是一种集消融切割、止血、吸引、低温等特点于一身的新型手术工具。相较传统的开放手术而言，这种手术方式无须气管切开，减轻了患者痛苦，减少了住院时间，也大大降低了治疗费用，具有创伤小、恢复快、颈部无疤痕、不影响美观、术后发音质量较好等优点；患者 3 年生存率高达 90% 以上；即便第一次术后复发，还可再次进行手术。

延伸阅读

低温等离子消融术是近 10 年应用于治疗早期声门型喉癌的，特别是新型喉刀头（刀头更细、多角等离子技术度设计、消融强度高等）的引入使得该项技术在喉癌治疗上更具有优势，医生操作时相对于激光手术操控性强，低温不易损伤周围重要组织结构，避免燃爆等严重并发症和减少术后肉芽增生及声带粘连。湖南省人民医院（湖南师范大学附属第一医院）耳鼻咽喉头颈外科团队通过总结多年等离子消融喉癌手术的经验，于 2019

年提出等离子点状激发技术并用于临床，该技术使得术中刀头温度更低、对周围声带黏膜损伤减少，术后患者嗓音恢复好；同时由于刀头的降温增加刀头的使用寿命，不会再出现一个刀头不能完成一台手术的窘境。团队还通过创新开发国内具有专利水平的新型刀头，并用于临床。

（刘小白、秦念 2022 年 10 月 24 日发表于湖南医聊、今日头条等）

第四篇　头颈科

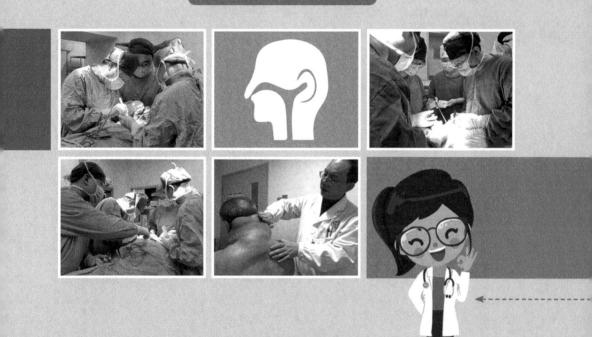

六旬妇女呼吸费力 3 年余，竟是颈胸部住着个"葫芦娃"

01

六旬妇女呼吸费力长达 3 年多时间，严重时晚上只能坐着睡觉，原来是甲状腺长了个形似"葫芦"的肿块，从颈部一直延伸至胸部。

小白姐的话

62 岁的吴桃芝（化名）大约从 3 年前开始出现呼吸费力的情况，活动时更加明显，还不时眩晕，到 2016 年 6 月，更是每晚只能坐着休息，"躺下去就会出气困难"。她一度以为自己得了绝症，来到刘斌教授处就诊。CT 检查发现，患者甲状腺处长了个形似葫芦的肿瘤，肿瘤压迫气管、食管并坠入后纵隔，也就是说肿瘤从颈部长到了胸部。

因患者有房颤、甲亢、3 级极高危组高血压等多种内科疾病，肖旭平教授组织全院大会诊商讨其病情，最终决定由耳鼻咽喉头颈外科联合心胸外科专家先在颈部施行手术，预备颈胸联合路径胸骨后甲状腺肿切除 + 颈、胸部淋巴结清扫 + 剖胸探查术。做好充分的术前准备后，手术于 7 月 18 日如期进行，因术中快速病检确定为良性的结节性甲状腺肿，当即改变手术方案，在不开胸的情况下，由刘斌教授主刀，小心分离解剖周围的喉返神经、

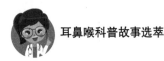
甲状旁腺、周围血管，心胸外科周文武主任医师从旁指导。在没有损伤神经和大血管的情况下，历经 2.5 个小时，顺利将一个 10 cm × 6 cm × 5 cm 的肿瘤切除。术中出血约 600 mL，患者术后无声嘶、呛咳、呼吸费力，生命体征平稳。

刘斌教授提醒，反复发生呼吸困难的患者，在排除心肺疾病的情况下，应考虑是否为纵隔肿瘤压迫气管引起的呼吸困难。

（梁辉、刘小白 2016 年 7 月 22 日发表于《人才就业社保信息报》）

02

惊奇！打鼾让血管孵出"鹅蛋"？

众所周知，打鼾影响自身健康和枕边人休息，而长期打鼾可能会导致颈部肿瘤，你信吗？日前，湖南省人民医院（湖南师范大学附属第一医院）收治了一名血管"孵出"鹅蛋大肿瘤的老人，罪魁祸首极可能是打鼾……

小白姐的话

67岁的刘湘萍（化名）是湖南邵阳隆回县人，大约从10年前开始打鼾。2019年2月，她在干农活时出现左侧颈部疼痛症状，家人触摸发现，里面长了个"蛋大的东西"。她在县医院打针消炎后有所好转，6月又开始痛，7月再次到县医院就诊，医生建议转上级医院进一步治疗。

8月12日，刘湘萍来到王巍毅教授处就诊。增强CT检查发现"左侧颈动脉体瘤"，鹅蛋大的瘤体从左侧颈动脉分叉处长出，就像血管孵出的"蛋"，将周围大小血管、神经紧紧包绕，血管和神经在肿瘤中穿梭。如不进行手术，肿瘤增大将压迫血管、神经，出现呼吸、吞咽障碍症状；一旦肿瘤破裂，则将出现气道阻塞、昏迷症状，危及生命。

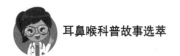
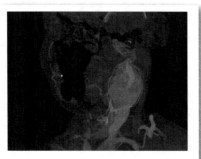

图 4-2-1　从 CT 片上看，肿瘤就像长在动脉上的"蛋"

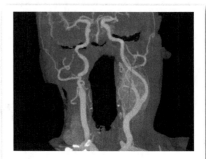

图 4-2-2　肿瘤被大小血管、神经穿梭和包绕

　　肖旭平教授组织全科商讨病情，大家一致认为，患者肿瘤较大，需行手术；手术要将包绕在颈动脉上的肿瘤剥出，分离动脉、神经表面像树藤一样的异常血管，犹如刀尖在血管和神经上"跳舞"，每一次操作都可能有血液猛烈喷出；加上瘤子很容易破裂，随时可能大出血、休克，危及生命，手术风险极大。最终决定，在神经监测的情况下，对患者施行左侧颈动脉体瘤切除手术。

　　手术于 8 月 14 日在全麻下进行，肖旭平教授带领王巍毅教授等，历经 2 个多小时，完整切除一个大小约 59 mm × 31 mm × 25 mm 的肿瘤。术中出血约 100 mL，神经保留完好。患者术后神志清楚、生命体征平稳，无吞咽困难、声音嘶哑、呼吸费力等严重并发症，于 8 月 19 日顺利出院。

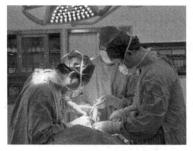

图 4-2-3　肖旭平教授等为刘女士施行手术

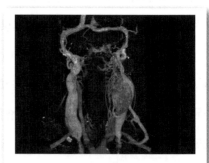

图 4-2-4　切下来的肿瘤大小约 59 mm × 31 mm × 25 mm

　　"颈动脉体瘤发病率仅为三万分之一。"肖旭平教授表示，颈动脉体瘤是一种较为少见的化学感受器肿瘤，好发于高原地区人群，可能与长期慢性缺氧有关。像刘女士这种中重度鼾症患者，在睡眠状态下长期慢性低氧刺激，可能导致动脉体代偿性增生，最终形成颈动脉体瘤。

　　肖旭平教授提醒，预防颈部肿块应戒烟、戒酒，少吃熏腊、腌制食品，远离射线等；颈部一旦出现肿块，要尽早到医院进行超声检查，必要时还要做 CT、血管成像检查；如果肿块增大，则应及早前往耳鼻咽喉头颈外科就诊。

（梁辉、刘小白 2019 年 8 月 20 日发表于红网、新湖南、凤凰网等）

03

睡觉常被憋醒，坐着才能入睡，竟是脖子上长了 30 多年的"坨坨"作怪

家住益阳市桃江县 72 岁的刘奶奶，30 多年前就发现自己左侧颈部长了一个鸡蛋大小的肿块，因为不痛不痒，对生活没什么影响，就没去医院检查。直到 2021 年 9 月，老人感冒后出现呼吸困难，走路时喘不上气，睡觉时常憋醒，严重时只能坐着入睡，在当地医院被诊断为"甲状腺肿块"。因不愿意接受开胸手术，于 2021 年 10 月 22 日来到周建波教授处就诊，随即被收入院。

小白姐的话

完善相关检查发现，老人左侧颈部有一个成人拳头大小的肿块，右侧颈部肿块更大，且向胸腔内生长。耳鼻咽喉头颈外科、呼吸内科、心血管内科、心胸外科、放射科、麻醉科、手术室等多学科专家讨论后一致认为，患者高龄且有冠心病等基础疾病，而且肿瘤巨大，手术难度和风险都很大。

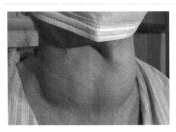

图 4-3-1　肉眼可见的颈部肿大

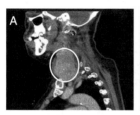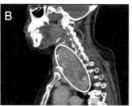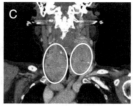

图 4-3-2　CT 显示患者的甲状腺肿瘤有成人拳头大小

进行详细的术前讨论和周密的术前准备后，10 月 26 日，肖旭平教授带领周建波教授等，在全麻下施行甲状腺肿块切除手术，分别切下大小为 70 mm × 60 mm × 50 mm 和 60 mm × 60 mm × 60 mm 的 2 个肿块。术中快速病理切片结果显示：右侧肿块为甲状腺乳头状癌，左侧肿块为结节性甲状腺肿。接下来，在全麻内镜辅助下，切除延伸至胸腔内的大小为 50 mm × 40 mm × 35 mm 的甲状腺肿块，3 个肿块共计重约 900 g。

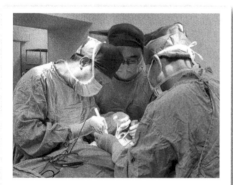

图 4-3-3 肖旭平教授、周建波教授等为患者施行甲状腺肿块切除手术

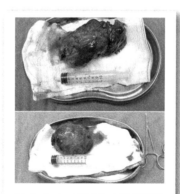

图 4-3-4　切下来的甲状腺肿块共计约 900 g

肖旭平教授介绍，两个巨大的肿块"左右夹击"，导致颈段气管被压成了一条细缝，造成呼吸困难，术中极易出现窒息，给麻醉插管带来很大

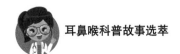

的风险。手术团队在精细操作的同时，巧妙利用肌肉间隙入路，既顺利切除巨大肿瘤，又减轻了创伤、缩短了住院时间，有助于快速康复。

经过一周的术后治疗和护理，患者于11月3日康复出院。

肖旭平教授表示，结节性甲状腺肿是一种甲状腺良性疾病，但少数患者可出现瘤内出血、癌变，肿块增大可能压迫气管或食管。因此，一旦发现甲状腺肿块，一定要尽早诊断，密切随访，切不可因为不痛不痒就大意。

他提醒，有以下情形须高度警惕甲状腺癌，尽早进行筛查：

（1）童年期有头颈部放射线照射史或放射性尘埃接触史。

（2）有全身放射治疗史。

（3）有分化型甲状腺癌、甲状腺髓样癌或多发性内分泌腺瘤病2型、家族性多发性息肉病、某些甲状腺癌综合征的既往史或家族史。

（4）甲状腺肿物近期逐渐增大。

（梁辉、刘小白2021年11月3日发表于长沙晚报"掌上长沙"客户端、红网、新浪新闻等）

因"牙龈炎"拔了两颗牙，"真凶" 却是这根神经

> 张女士反复面部疼痛，以为是牙龈炎引起，拔了两颗牙，疼痛却始终没有缓解，原来是三叉神经惹的祸……
>
> **小白姐的话**

52岁的张香云（化名）是贵州省松桃苗族自治县的一名农村妇女，5年前开始出现右侧面颊部疼痛，"发作时就像触电一样"，右侧牙齿也跟着痛，严重时每天发作五六次，每次要痛半个多小时，吃不下饭，喝不了水，寝食难安，痛苦不堪。

在当地医院就诊后，张香云被告知患的是"牙龈炎"，吃了很多消炎药，还拔掉了右上方两颗磨牙，疼痛却没有好转，于是经人介绍来到长沙就医。

刘斌教授详细了解患者病史并做相关检查后，初步诊断为"三叉神经痛"，将其收入耳鼻咽喉头颈外科二病区住院。

完善相关检查后，刘斌教授考虑到手术难度大，术后可能出现并发症，组织科室医务人员详细讨论病情，为患者制定最佳的手术方案，并于1月

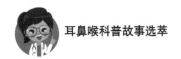

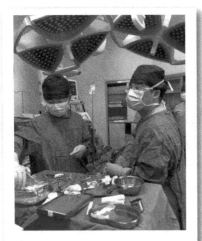

图 4-4-1　刘斌教授等医务人员为患者施行湖南省内首例经泪前隐窝入路上颌神经及分支切断手术

12 日为她实施经泪前隐窝入路上颌神经及分支切断手术。术后患者恢复良好，面部疼痛消失，无面部麻木等并发症。

刘斌教授介绍，经泪前隐窝入路上颌神经及分支切断手术治疗三叉神经痛在湖南系首次开展，国内也少有成功手术的报道。他提醒，不明原因的面部疼痛切不可忽视或随便使用止痛药止痛，应及时到正规医院进行详细检查，早日明确诊断，早日治疗。

延伸阅读

1. 三叉神经是什么？

三叉神经为混合神经，是第 5 对脑神经，也是面部最粗大的神经，含有一般躯体感觉和特殊内脏运动两种纤维。支配脸部、口腔、鼻腔的感觉和咀嚼肌的运动，并将头部的感觉讯息传送至大脑。三叉神经由眼支（第一支）、上颌支（第二支）和下颌支（第三支）汇合而成，分别支配眼裂以上、眼裂和口裂之间、口裂以下的感觉及咀嚼肌收缩。

2. 三叉神经痛是什么？

三叉神经痛就是大家所说的"脸痛"，症状容易与牙痛混淆，一般发生在面部，是一种较常见的神经内、外科病，多见于中老年女性。这种病的特点是：在人体的头面部三叉神经分布区域内，发病急骤，出现电击样、烧灼样、针刺样的难以忍受的剧烈疼痛。

3. 如何预防三叉神经痛？

（1）饮食要有规律，宜选择质软、易嚼食物。因咀嚼诱发疼痛的患者，则要进食流食，切不可吃油炸食物，不宜食用刺激性、过酸过甜食物，平时要多吃新鲜的蔬菜、水果及豆制品，少吃肥肉多吃瘦肉。

（2）吃饭、漱口、刷牙、洗脸动作应轻柔。

（3）注意头面部保暖，避免局部受冻、受潮，不用太冷、太热的水洗脸；平时应保持情绪稳定，不宜激动；不宜疲劳熬夜，保证充足的睡眠；保持精神愉快，避免精神刺激。

（4）室内环境应安静，空气新鲜；适当参加体育运动，锻炼身体，增强体质。

（梁辉、肖欢、唐丽君 2018 年 1 月 16 日发表于红网、湖南省人民医院健康医线等）

05 屡发"羊癫疯"？实为甲状腺肿瘤惹的祸

71 岁的李娭毑（湖南方言，对老年妇女的尊称）家住邵阳新宁，2016 年冬天开始出现类似癫痫症状，家人一直以为是"羊癫疯"，在当地医院治疗多次不见好转。3 月 31 日，经湖南省人民医院（湖南师范大学附属第一医院）诊断，李娭毑并非"羊癫疯"，通过手术，医生为其取出拳头大的甲状腺肿瘤。

小白姐的话

李娭毑说，一开始她出现呼吸费力的情况，平躺时呼吸更加困难，并出现意识丧失、全身冒冷汗、大小便失禁等情况。

"每次发作都会持续数分钟。"李娭毑说，起初家人以为是"羊癫疯"，在当地医院求诊时，每次都是打几天吊针，稍有好转后就出院。

然而，李娭毑的发病间隔时间越来越短，尤其是今年春节后，发作更为频繁，发病恢复后意识也十分混乱，说话口齿不清。

3 月 25 日，李娭毑来到湖南省人民医院（湖南师范大学附属第一医院）耳鼻咽喉头颈外科就诊，经检查，确诊为甲状腺肿块。李娭毑这才想起，早在 2012 年，她就曾摸到自己脖子上有个蚕豆大小的"坨坨"，因为不痛也不痒，就没有在意。5 年后，蚕豆大的肿瘤长到了拳头大，并且压迫气管，导致气管仅剩 1/3 的空隙呼吸。她频繁出现的意识丧失、眼睛翻白、拳头紧握、全身冷汗、大小便失禁等症状正是肿瘤压迫气管、呼吸窘迫所致。

（梁辉、刘小白 2017 年 4 月 1 日发表于《潇湘晨报》）

06 男子声音嘶哑2个月查出甲状腺癌

> 许多人都出现过声音嘶哑，声嘶绝大多数是喉部炎症引起的，但如果声音嘶哑经久不愈，那就要警惕了。近日，望城的丁先生因声音嘶哑2个多月到湖南省人民医院（湖南师范大学附属第一医院）马王堆院区耳鼻咽喉头颈外科三病区就诊，发现引发声音嘶哑的原因竟是甲状腺癌。肖旭平教授指出，当声音嘶哑半月以上仍未好转要引起警惕，应到医院查明原因，对症治疗。
>
> 小白姐的话

　　丁先生今年52岁，2个月前出现了声音嘶哑的症状，近些日子声音嘶哑的情况越来越严重，说话也非常吃力，辗转来到湖南省人民医院（湖南师范大学附属第一医院）马王堆院区耳鼻咽喉头颈外科三病区就诊。接诊的医生发现丁先生口咽慢性充血，咽后壁淋巴滤泡增生，双侧扁桃体肿大，双侧声带无充血，声门闭合差，B超发现甲状腺内可见多个低回声结节，考虑甲状腺癌的可能性。随后在甲状腺彩超引导下甲状腺穿刺活检后诊断为甲状腺癌。4月20日，肖旭平教授带领团队为丁先生行全麻下甲状腺全切＋右侧甲状腺次全切＋颈部淋巴结清扫＋喉返神经移植术，手术成功，目前正在顺利康复中。

"当声音嘶哑半月以上仍未好转要引起警惕。"肖旭平教授介绍，声音嘶哑绝大多数是喉部炎症引起的，经过治疗会好转，如果超过半月无改善，首先考虑声带或喉部出了问题，经常吸烟、

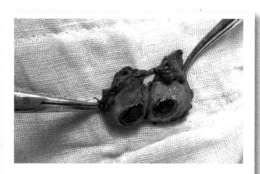

图 4-6-1　肖旭平教授带领团队为丁先生在手术中切下的甲状腺肿瘤

喝酒的还要警惕喉癌，需要做喉镜检查，有一部分是由于甲状腺肿瘤侵犯支配喉部肌肉运动的神经，导致声嘶，也有极少数声嘶是肺部疾病所致。

肖旭平教授指出，近年来，各种甲状腺疾病越来越多，甲状腺癌已位居头颈部肿瘤之首，但有些患者一直等到肿瘤压迫临近组织或侵犯喉返神经，发生声音沙哑、呼吸困难、吞咽困难和交感神经受压引起 Horner 综合征等症状才来就医。肖旭平教授提醒，远离甲状腺癌一要保持良好的心态，二要选择健康的食物，三要远离一些放射环境。同时，要规范诊疗，出现相关症状时应及时到正规医院就医，明确诊断，及早治疗。

（肖茜予、王娟 2020 年 4 月 21 日发表于《潇湘晨报》《长沙晚报》）

甲状腺结节可以不动刀不留疤，只需两针就慢慢消失吗？

近几年甲状腺结节的发病率越来越高，微波消融技术也随之发展起来，通过这项技术治疗甲状腺结节，效果好，还不用开刀，不会留疤。

小白姐的话

❶ 什么是甲状腺结节？

甲状腺结节是指在甲状腺腺体内有一个或多个大小不一的圆形突起。通俗来讲，就是颈前部长一肿块。

近几年随着 B 超清晰度和超声水平的不断提高，老百姓对自己身体的健康重视意识提升，以及体检的广泛开展，甲状腺结节的发现越来越频繁。

事实上在自然人群中，有 20％～ 30％出现甲状腺结节。形成的原因也非常多，常见的包括碘摄入过少或者过多、各种辐射的影响、一些甲状腺自身的炎症性改变。

通常来说，甲状腺结节多数是良性的，只有非常少数结节是恶性的，占总数的 5％～ 15％，因此从这个意义上来说，一旦出现甲状腺结节，大家也不必过于惊恐，只需要到医院去做适当的检查，如甲状腺超声波检查，

B超下穿刺抽少许组织或细胞检查是良性还是恶性，待诊断明确以后，医生再根据诊断及淋巴结转移情况进行相应的处理。

如果甲状腺结节是良性的，又有症状，可以采用B超下甲状腺结节微波消融术，把增生的甲状腺肿块消除掉。

❷ 什么是微波消融技术？

小白姐邀请湖南省人民医院（湖南师范大学附属第一医院）耳鼻咽喉头颈外科主任兼中国医师协会介入医师分会第二届委员会超声介入专业委员会甲状腺介入学组委员肖旭平教授来科普一下：

这是一项近几年才开展起来的技术，可以在局部麻醉或全麻下经B超引导将微波消融针插入甲状腺结节中，利用微波加热结节里的肿瘤组织，使得其细胞坏死，瘤体组织经过4个月或更长时间逐步缩小，甚至完全消失或失去血液供应停止生长。由于不需要开刀，可以最大限度保留患者结节周围甲状腺组织及其背后的甲状旁腺，保护喉返神经免受手术伤害。

自2019年起，耳鼻咽喉头颈外科联合B超室开展这项技术以来，已做了近200例手术。这类患者大多当日手术，24小时内出院，费用少，痛苦少，无须住院，无须开刀，不留疤痕，深受患者及家属欢迎。如果甲状腺结节是恶性的，就需要住院手术治疗，既可以选择经口内镜下手术（颈部无瘢），也可以选择开放手术，切口经过美容缝合愈合后也只有一条线，伤口拆除线脱痂后也可以贴美容贴，让切口痕迹更加淡化甚至消失无痕。手术后需要根据肿瘤的恶性程度、淋巴结转移情况、原发灶大小等采取个性化治疗，如碘放射治疗、激素抑制治疗或靶向药物治疗等。

（刘小白、肖旭平2021年6月29日发表于湖南省人民医院"互联网医院"微信公众号）

08 “富贵包”让女士无法平躺，手术竟取出拳头大脂肪瘤

在我们身边，经常会看到一些体型较胖的人颈部有一个“大包”，人们常称为“富贵包”。殊不知，虽然听上去名字不错，但它却并不代表富贵，还会给健康带来很大的影响。

小白姐的话

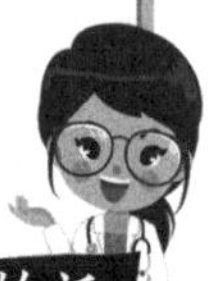

长沙 62 岁的李女士近日因“富贵包”问题到湖南省人民医院（湖南师范大学附属第一医院）就诊，接诊的周建波教授发现，其脖子后面有一个比拳头还要大的包块。

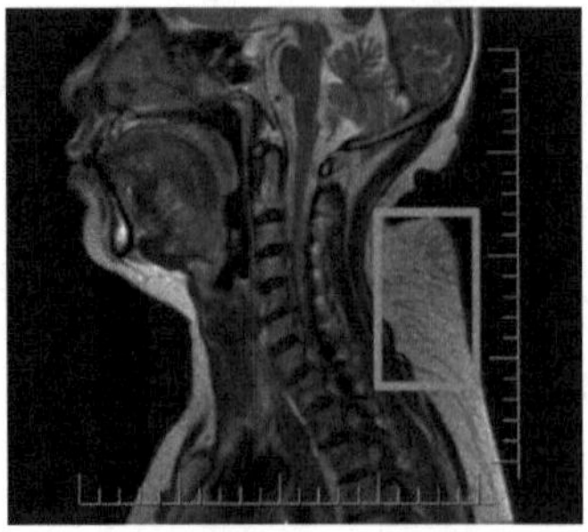

图 4-8-1 检查结果显示李女士脖子上的“富贵包”（白框内）

李女士表示，自己虽然体型不胖，但已经拥有“富贵包”7 年了，一开始因为没有影响生活，就没有在意，近两年这个包块逐渐长大，近段时间更是已经让她无法平躺，睡觉只能侧卧，严重影响生活。

考虑到李女士的情况，周建波教授

将其收入院，为其进行了手术治疗。

术中取出拳头大小的肿物，李女士吓出了一身汗，所谓的"富贵包"，原来是一个巨大的脂肪瘤。

经过耳鼻咽喉头颈外科三病区医护团队的精心治疗，李女士今日康复出院。

周建波教授介绍，通常所说的"富贵包"，其实是颈椎的最后一个节段对应部位凸出的软组织包块，大多是颈部局部脂肪堆积所致，即后颈部脂肪瘤。

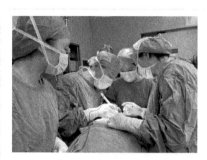

图4-8-2 周建波教授为李女士切除位于脖子后的脂肪瘤

脂肪瘤是最常见的结缔组织良性肿瘤，起源于脂肪组织，由成熟脂肪细胞所组成，被认为是"最无害的肿瘤之一"。脂肪瘤常好发于背、肩、颈及四肢近端皮下组织。脂肪瘤生长缓慢，不会浸润邻近的组织，常因无痛性包块过大而被发现。

一般没有影响功能的脂肪瘤可以观察治疗，但是有功能影响，或者有明显肢体形状影响的脂肪瘤，需要手术治疗。

后颈部的巨大脂肪瘤，由于其对外貌、睡眠平躺功能及脊柱的影响，也需要通过手术来切除。

周建波教授提醒，脂肪瘤的形成与脂肪代谢异常有一定的关系，过度的脂肪摄入、脂肪代谢通路异常或者长期过量的酒精摄入等，都对脂肪瘤的形成有一定的促进作用。

对于后颈部的脂肪瘤，可以通过健康的生活方式、定期的运动锻炼、合理的膳食结构、避免长时间低头等进行预防。

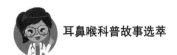
日常生活中，也可以尝试以下 3 个动作缓解颈部不适：

❶ 矫正头前倾，让头回位

双腿打开，与肩同宽，自然靠墙站立。下巴后缩，让自己出现双下巴。困难者可用食指辅助推下巴向后，头部紧贴墙，保持 5 ～ 8 分钟。

❷ 夹脊法

双手十指相扣置于头顶部，双手肘部向后展开，坚持 5 组，每组坚持 15 秒。

❸ 颈部拉伸

将双臂向上举起，身体交替向两边侧弯，或者双肩部打开环绕放松，让肩颈背部的肌肉都得到放松。

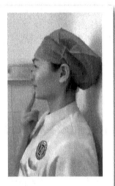
图 4-8-3 矫正头前倾，让头回位

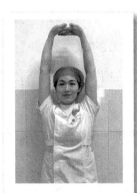
图 4-8-4 夹脊法

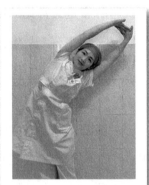
图 4-8-5 颈部拉伸

（肖莉、曹俊 2022 年 6 月 8 日发表于红网、新湖南、腾讯网等）

脖子上长鹅蛋大肿块压迫血管神经，多学科联合切除巨大神经鞘瘤

09

男子右侧颈部长了一个鹅蛋大小的肿块，MRI 检查提示是来源于臂丛神经根的巨大肿瘤。如不及时进行手术，肿瘤继续增大可能导致右上肢瘫痪，甚至损伤脊髓，造成高位截瘫。湖南省人民医院（湖南师范大学附属第一医院）耳鼻咽喉头颈外科联合多学科团队，为患者成功切除这一巨大肿瘤。

小白姐的话

湖南长沙 38 岁的尹先生 2 个月前体检时发现右侧颈部长了一个肿块，穿刺诊断为"神经鞘瘤"。为求进一步治疗，他来到刘斌教授处就诊，刘斌教授经过详细询问病史、查阅相关检查资料，初步诊断为"臂丛神经鞘瘤"，随即将他收入院。

进一步检查发现，肿瘤大小约为 6.1 cm×6.2 cm，已经严重压迫椎动脉及周围神经，并向椎管内生长，导致椎间盘左后方突出，椎体骨质破坏，有脊髓损伤、高位截瘫的风险。既要保证肿瘤完整切除，又不能损伤周围重要血管和神经，手术难度和风险不言而喻。

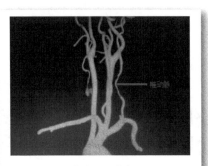

图 4-9-1　术前头颈部 CTA 显示：肿瘤压迫椎动脉

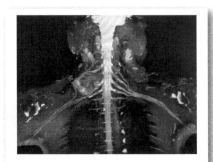

图 4-9-2　术前头颈部增强 MRI 显示：肿瘤大小约为 6.1 cm × 6.2 cm

了解到患者上有 4 位老人、下有 3 个小孩要照顾，是家中唯一劳动力，如果臂丛神经受损造成右手劳动力丧失，这个家将举步维艰的情况后，刘斌教授十分重视，多次邀请脊柱外科、神经外科专家讨论病情，共同制定手术方案，以确保手术效果。

7 月 17 日，由耳鼻咽喉头颈外科二病区刘斌教授、脊柱外科沈雄杰主任医师、神经外科黄萌异主任医师组成手术专家组，在全麻下为患者施行经颈部臂丛神经鞘瘤切除术。术中发现，手术难度远超预期——普通神经鞘瘤多与周围组织界限清晰，便于分离；而该患者巨大的肿瘤与周围组织粘连明显，且肿物质地硬、位置深，被周围的神经紧密包裹，切除十分困难。为了保留神经完整性，手术组医生抽丝剥茧，通过减瘤分离等方法顺利切除肿瘤。

术后，患者肢体活动及感觉良好，在护理团队的精心护理下，成功克服切口感染、肺部感染、尿路感染、下肢静脉血栓、压疮

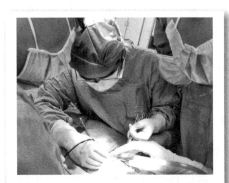

图 4-9-3　耳鼻咽喉头颈外科、脊柱外科、神经外科专家联合为患者施行手术

等风险，同时在康复科的协助下开展手臂康复训练，并于 7 月 28 日顺利出院。

刘斌教授表示，神经鞘瘤是起源于神经鞘膜施万细胞的肿瘤，好发于中年人群，是一种生长缓慢的良性肿瘤，多长于颅内神经和交感神经。由于该病发病率较低，加上颈部血管、神经、肌肉等解剖结构复杂，常被误诊为肿大的淋巴结。臂丛神经鞘瘤常表现为颈部锁骨上

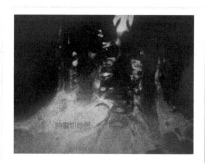

图 4-9-4 术后头颈部 MRI 显示：肿瘤切除干净

下区的无痛性肿块，肿块较大时可出现疼痛，甚至出现神经压迫症状。他提醒，臂丛神经鞘瘤虽为良性肿瘤，但仍有 5% 的恶变率，确诊后应尽早进行手术治疗。

（梁辉、蒋芳义、陈义 2021 年 7 月 28 日发表于腾讯网、《潇湘晨报》等）

10

每天喝 2 斤白酒，六旬老人脖子比腰粗，就像"绿巨人"

> "人在江湖走，不能离了酒。"中国人的饮食和社交文化似乎少不了酒，但如果把握不好"小酌怡情，多饮伤身"的度，就可能危害身体健康。例如，六旬老人喝酒长达半个多世纪，全身长出大大小小数十个脂肪瘤，颈围达到 68 cm，比很多人的腰还粗。

小白姐的话

湖南湘乡六旬老人喝酒长达半个多世纪，全身长出大大小小数十个脂肪瘤，就像是"绿巨人"的肌肉块。尤其是颈部那一圈厚厚的脂肪，活像系了一条肉"围脖"。经测量，他的颈围达到 68 cm，比很多人的腰还粗，就像"马脖子"。

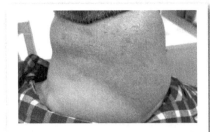

图 4-10-1　颈枕部堆积的厚厚脂肪就像戴了一条大"围脖"

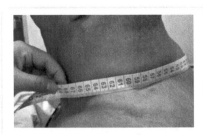

图 4-10-2　老人颈围达到 68 cm，差不多有成人腰那么粗

68岁的谭大爷是湘潭湘乡人，13岁时在家人的影响下学会喝酒。开始是每天喝几两，随着年龄的增长，他的酒量越来越大，一次能喝上一两斤高度白酒，是远近闻名的"酒神"。40岁以后，他喝白酒简直就像喝水，除了睡觉，酒杯几乎不离手，平均每天要喝2斤左右的高度白酒。

1997年开始，谭大爷脖子上慢慢长出肿块，以为是吃多了高脂肪食物引起的，没有在意。到了2011年，他颈部的肿块竟然长成又厚又宽的一大圈，就像是系了一条大"围脖"。不仅如此，他的枕部、背部、上臂等部位长出多个呈对称性分布的脂肪块。

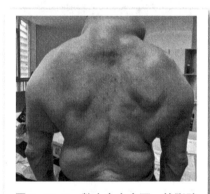

图4-10-3　数十个大小不一的脂肪块就像"绿巨人"的肌肉

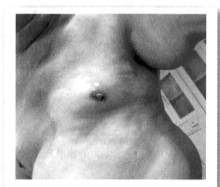

图4-10-4　凸出的脂肪块经常被人误以为是肌肉

尽管这些"肉坨坨"不痛也不痒，但因为长得太多加上有碍观瞻，于是谭大爷在家人的陪同下到多家医院就诊，得到的答复都是"年纪大了，只要不影响呼吸就不用管，就算切了还会再长"。

因为喝酒让自己面目全非，谭大爷在2016年戒掉了喝了50多年的酒。但从这年起，谭大爷爬楼时感觉呼吸有些费力，抬头、转头困难。到了2017年下半年，脖子上的大"围脖"开始影响他的呼吸和进食，吃面条等软食都会呛咳，走平路都感觉呼吸费力。

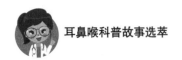
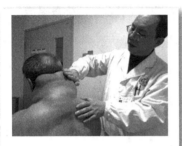

图 4-10-5　肖旭平教授为老人进行体查

到了 2018 年 2 月，他感觉呼吸越来越困难，吃饭也吞不下，心脏、肝脏都出现问题。在朋友的介绍下，他于 2018 年 3 月 12 日来到肖旭平教授处就诊。通过 CT 及其他相关检查，谭大爷被确诊"马德龙病"，被收入耳鼻咽喉头颈外科一病区。

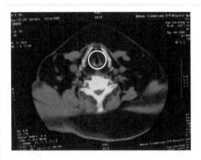

图 4-10-6　异常增生的脂肪压迫声门（圈内）

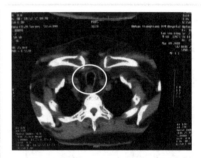

图 4-10-7　气道（圈内）也被脂肪挤压变形

"这种病全世界只有 400 多例报道，其中 200 多例在我国"，肖旭平教授介绍，马德龙病又叫多发性对称性脂肪增多症，是一种罕见病，多发于中年男性，在地中海地区发病率最高，在中国以沿海地区多见。此病的发病机理可能与线粒体基因突变有关，属于常染色体显性遗传病。

肖旭平教授介绍，省人民医院近年来收治了近 10 例马德龙病患者，几乎所有患者都有长期酗酒史，因此长期饮酒是该病的诱因这一点基本可以明确。另外，部分患者同时伴有肝病、高胆固醇血症、高尿酸血症、高血压，而这些疾病几乎都与过量饮酒有关。

为什么酗酒会引起脂肪堆积导致马德龙病？

肖旭平教授解释，大量饮酒特别是饮用甲醇超标的劣质白酒，可以导致酒精在肝脏中的代谢出现紊乱，脂肪在身体颈部、背部等处出现对称性堆积，主要表现为颈部、枕部、项部、肩部、颌下、胸骨上窝、锁骨上窝对称性分布的无痛性脂肪团块。少数患者由于肿块压迫气管和食道，引起憋气、呼吸和吞咽困难，甚至压迫腔静脉，造成静脉回流障碍。

谈到该病的治疗，肖旭平教授表示，可通过外科手术切除增生脂肪，达到改善外观和解除脂肪组织对气管的压迫，让患者呼吸顺畅的目的。但术后仍需戒酒，并积极治疗各种伴生疾病。

为了保证谭大爷的手术安全、有效，由肖旭平教授率领的耳鼻咽喉头颈外科团队与呼吸内科、肝病内科、心血管内科等多学科专家联合会诊，共同商讨手术方案。

大家一致认为，患者全身器官功能较差，肺部有感染，术前须先控制感染、护肝，将全身情况调整至能耐受手术；为防止术中出现呼吸梗阻，术前还要对其采用家用简易呼吸机治疗，以提高患者的血氧饱和度，增加手术的安全性，提高手术效率。

肖旭平教授表示，第一期手术主要解决呼吸和吞咽困难的问题。

肖旭平教授提醒，喝酒应注意以下几点：

（1）不要长期大量饮用纯度达不到标准的自酿酒。

（2）杜绝空腹喝酒，每天饮酒不宜超过 15 g 酒精。

（3）女性比男性更易受酒精的影响，更要少喝酒。

（4）非喝不可时，尽量选择在晚餐时喝。因为人体内的各种酶一般在下午活性较高，因此在晚餐时适量饮酒对身体损伤较小。

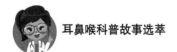
（5）喝酒时要少量慢饮，不要边喝酒边抽烟、酒和茶混着喝等，会加重对身体的损害。

（6）喝酒前吃些东西，或在喝酒的同时进食牛奶、豆类、蛋类等富含蛋白质的食物，补充维生素 A 和 B 族能起到延缓酒精吸收、保护胃黏膜和肝脏的作用。

（7）有其他基础疾病时最好戒酒，如肝病、肝损伤、高血压、糖尿病、消化性溃疡、胃病、精神病等，以免加重病情或导致新的疾病。

（8）自觉精神状态不好时尽量不要喝酒，因为此时人对酒精的分解能力相对较弱。

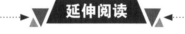

延伸阅读

颈部肿块如何早期识别？

肖旭平教授介绍，颈部肿块包括炎性肿块、先天性肿块以及肿瘤，其中肿瘤又有良性和恶性之分。颈部肿块存在"三个七、四个八"的规律，普通老百姓也可以通过这一规律基本判断颈部肿块属于哪种类型，是良性还是恶性肿瘤。

第一个"七"是七天。如果颈部肿块出现仅七天左右，伴有红、热、痛等现象，那么该肿块可能为炎性肿块。我们常常说，能让人感觉到痛的颈部肿块，往往是情况比较好的，即炎症性的。不过也有例外，因为肿瘤伴发炎症，也会让人感到疼痛。

第二个"七"是七周到七个月。肿块存在的时间比较长且逐步增大，要特别考虑恶性肿瘤的发生。

第三个"七"是七年。这种肿块存在的时间非常长，或自出生就发现，多数情况下应是先天性肿块，先天性肿块绝大多数是良性的。不过也存在特殊情况，有一种甲状腺癌——乳头状甲状腺癌，它可以在颈部存在多年时间，有些人容易将此误诊为先天性肿块。

"四个八"的规律：颈部肿块里有 80％ 是恶性肿瘤；恶性肿瘤中 80％ 是从其他部位转移过来；这些转移过来的恶性肿瘤里，80％ 从头面部转移而来，也就是从耳鼻喉、口腔、头皮等部位转移而来；从头面部转移而来的恶性肿瘤中，80％ 是从鼻咽部转移而来。

值得注意的是，常见的甲状腺肿块虽然也属于颈部肿块，但"三个七、四个八"的规律不适宜用来判断甲状腺肿块的类型。

（梁辉、刘小白 2018 年 3 月 19 日发表于央广网、环球网、光明网等）

11 整夜吹风扇爽了，当心面瘫变成"歪嘴巴"

48 岁的柳先生一觉醒来，嘴巴歪斜，眼睛闭不上、眉毛抬不起，喝水漏水，讲话也漏风，原来是患上了面瘫。经湖南省人民医院（湖南师范大学附属第一医院）的综合治疗，他的病情得以好转，已于昨天出院。

小白姐的话

柳先生是长沙开福区的一名公务员，近几天天气闷热，加上前段时间肩周炎发作，不敢开空调睡觉，于是就打赤膊把电风扇开到最大档位对着自己吹了一整夜。第二天早上醒来，柳先生感觉右侧面部有麻木、紧绷感，照镜子发现右眼闭不上，右侧眉毛不能上抬，吹口哨的动作也做不了。吃午饭时，柳先生发现自己右侧牙齿和面颊之间总是有饭菜残渣卡住，于是采用毛巾热敷和红外线理疗，认为睡一觉就会好。可是他午睡醒来，右上唇也出现麻木感，喝水时嘴角会漏水，同事也发觉他讲话声音变了，于是他在家人的陪同下来到湖南省人民医院（湖南师范大学附属第一医院）耳鼻咽喉头颈外科陈义主治医师处看急诊。经检查，柳先生被确诊为 Bell 氏面瘫，入住耳鼻咽喉头颈外科一病区，接受激素、营养神经、扩血管、抗病毒等综合治疗后，病情好转出院。

"像柳先生这样因为吹空调、风扇引起面瘫的，夏季十分常见。"肖旭平教授介绍，面瘫也称面神经麻痹、"歪嘴巴""吊线风"，是以面部表情肌群运动功能障碍为主要特征的一种疾病。这种病十分常见，一般症状是口眼歪斜，患者往往连基本的抬眉、闭眼、鼓嘴等动作都无法完成。引起面瘫的病因有多种，临床上根据损害发生部位可分为中枢性面瘫和周围性面瘫两种，而受寒引起的面瘫一般都是周围性面瘫。

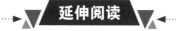

延伸阅读

1. 面瘫常见病因

（1）感染性病变，多由潜伏在面神经感觉神经节病毒被激活引起。

（2）耳源性疾病，如慢性中耳炎。

（3）全身免疫反应。

（4）肿瘤。

（5）神经源性。

（6）创伤性。

（7）中毒，如酒精中毒、长期接触有毒物。

（8）代谢障碍，如糖尿病、维生素缺乏。

（9）血管机能不全。

（10）先天性面神经核发育不全。

2. 面瘫的表现

面瘫多表现为病侧面部表情肌瘫痪，前额皱纹消失、眼裂扩大、鼻唇沟平坦、口角下垂。在微笑或露齿动作时，口角下坠、面部歪斜更为明显。患侧不能做皱额、蹙眉、闭目、鼓气和噘嘴等动作。鼓腮和吹口哨时，因

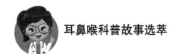

患侧口唇不能闭合而漏气。进食时，食物残渣常滞留于病侧的齿颊间隙内，并常有口水自该侧淌下。由于泪点随下睑外翻，使泪液不能按正常引流而外溢。

面神经炎引起的面瘫绝大多数为一侧性，且右侧多见，多数患者都是在清晨洗脸、漱口时突然发现一侧面颊动作不灵、口角歪斜。部分患者可有舌前 2/3 味觉障碍、听觉过敏等。

3. 面瘫的治疗

（1）非手术治疗

原则：促进局部炎症、水肿及早消退，并促进神经功能的恢复。

①对于面神经炎引起的周围性面神经麻痹，如为病毒感染可用抗病毒、营养神经、糖皮质激素、B 族维生素等药物。

②保护暴露的角膜及预防结膜炎，可用眼罩、眼药水、眼药膏等。

③按摩，患者自己对着镜子用手按摩面瘫面肌，每日数次，每次 5～10 分钟。

④物理疗法，常用的有超短波、低中频电疗、激光、药物导入等。

⑤针灸治疗。

（2）手术治疗

保守治疗后，面神经麻痹仍未恢复，测定面神经传导速度及面肌肌电图检查均无反应即无电位活动者，可采用外科手术治疗。

（3）对其他原因引起的周围性面瘫，要针对不同的病因进行治疗。

4. 面瘫的护理

（1）眼部护理

急性期减少户外活动，保持眼部清洁；可用眼罩盖住患眼或涂抹眼药膏，预防结膜及角膜感染；尽量减少用眼。

（2）饮食护理

有味觉障碍的患者应注意食物的冷热度；避免吃坚硬的食物；尽量将食物放在健侧舌后方，细嚼慢咽；注意饭后及时漱口，保持口腔清洁。

（3）康复护理

可对患侧进行热敷，促进局部血液循环。面肌开始恢复时，需做面肌的肌力训练，以训练表情肌为主，做睁眼、皱额、吸吮、嘟嘴、开口笑、提嘴角、吹口哨、拉下颌等动作，每次约20分钟，每日1次，直至最终康复。

（梁辉、刘小白2018年6月29日发表于新浪新闻、新湖南、红网等）

12 一天两顿麻辣烫，15 岁男生脖子歪了

南方的冬季阴冷潮湿，很多人都喜欢吃火锅、烧烤、麻辣烫这些热乎又辛辣的食物来饱腹和御寒。殊不知，热辣指数过高，或者咽部有炎症时进食辛辣刺激和易上火的食物，可能导致严重后果。11 月 30 日，记者从湖南省人民医院（湖南师范大学附属第一医院）获悉，15 岁的高中生一天吃两顿麻辣烫，结果脖子都歪了。

小白姐的话

15 岁的陈波（化名）在望城读高一，平时酷爱吃辣，尽管每年都会得几次扁桃体炎，却仍嗜辣如命。2017 年 11 月 19 日，他早上在路边买了麻辣烫吃，当时就感觉嘴巴里面又麻又辣，也没管它，中午又吃了自己从网上购买的麻辣烫。到了晚上，他的喉咙和右颈部疼痛不已，饭也吃不下，就连吞口水和呼吸都痛。右边脖子因为疼痛、肿胀不能碰，头只能歪向右侧，整夜无法入眠。

感觉事态严重，陈波这才告诉家人实情。第二天上午，家长带他来到王巍毅教授处就诊。检查发现，他的右侧扁桃体明显肿大，诊断为"咽旁间隙感染"并发"颈深部间隙感染"，收入耳鼻咽喉头颈外科一病区。经

过几天的抗感染、消肿、补液等治疗，陈波的病情逐步稳定。

王巍毅教授介绍，每到冬季，咽旁间隙感染患者都会明显增加，科室近一个月就收治了5例，多数是由龋齿、拔牙，以及吃火锅、麻辣烫等辛辣刺激和易上火的食物引起。

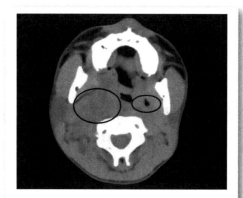

图 4-12-1　CT 图上大圈内为感染的咽旁间隙，小圈内为正常的咽旁间隙

咽旁间隙位于扁桃体深处，与翼颌、颞下、舌下、颌下及咽后诸间隙相通，血管神经束上通颅内，下连纵隔，可成为感染蔓延的途径。间隙里有颈内动脉、颈内静脉和丰富的神经。一旦发生感染，患者会出现咽痛，吞咽、张口困难症状，甚至侵犯重要的血管和神经，导致发热；炎症扩散可致喉头水肿，严重的还会引起窒息；一旦炎症沿大血管扩散，可发生纵隔炎，引起胸痛和呼吸困难；如果侵犯颈内动脉，可引起颈内动脉糜烂，导致大出血甚至死亡；如果侵犯颈内静脉，可引起血栓性静脉炎。

王巍毅教授表示，咽旁间隙感染常由急性扁桃体炎、龋齿、咽部外伤、异物、拔牙手术器械消毒不严、进食辛辣刺激和易上火的食物、咀嚼槟榔等引起。

预防咽旁间隙感染要做到：养成健康的生活方式和饮食习惯，少熬夜，少吃辛辣刺激、上火的食物；注意口腔卫生，保持口腔清洁；有龋齿要及时处理，拔牙尽量去正规医院；发现咽部异物及时就诊；患感冒、扁桃体炎及咽部不适时不吃辛辣刺激、上火的食物，并及时就医。

（梁辉、刘小白 2017 年 11 月 30 日发表于《潇湘晨报》、新浪新闻、《大众卫生报》等）

13 邵阳男子工地摔一跤后成"木头人"，原来是患面瘫了

邵阳一男子摔一跤后眼睛闭不上、眉毛抬不起、嘴巴歪向一边、面部没有表情，如同"木头人"，打针消炎无效后不得不转到长沙进行手术。

小白姐的话

42岁的赵新华（化名）是邵阳新宁县人，在广西桂林一建筑工地做木工。2月17日，由于天雨路滑，他在工地不慎摔倒，右侧面部着地，当即右耳流血、面部肿胀。他在当地诊所打了4天消炎针后症状没有改善，还出现耳鸣、右眼闭不上、眉毛抬不起、嘴角歪斜症状，就连喝水、吃饭都会漏出来，他表示"人家都说我像个'木头人'"。在家人的建议下，赵新华回到新宁老家，在当地医院做CT检查后确诊为：右侧颞骨骨折、右侧面神经管骨折引起的周围性面瘫。考虑到基层医疗水平有限，他于2月21日来到肖旭平教授处就诊，住进耳鼻咽喉头颈外科一病区。

由于进一步检查和保守治疗效果不明显，于2月28日由肖旭平教授主刀，王巍毅教授、凌科技主治医师协助进行右侧面神经减压手术。术后

230

给予抗炎、消水肿、营养神经等治疗。术后第4天，患者右眼已能闭合，耳鸣消失，面瘫症状好转，于3月7日康复出院。

"面瘫也叫面神经炎，俗称'歪嘴巴''吊线风'。"王巍毅教授介绍，这是一种以面部表情肌群运动功能障碍为主要特征的常见病，患者往往连最基本的抬眉、闭眼、鼓嘴等动作都无法完成，可由外伤、炎症、肿瘤引起，也可继发于腮腺、中耳肿瘤对面神经的压迫侵犯。

王巍毅教授强调，面神经管骨折患者早期大剂量激素冲击治疗如果无效，面神经变性率超过90％就需要尽早手术。她同时提醒，头面部外伤后出现耳朵流血、面部肿胀等情况要及早去正规医院诊断、治疗，以免延误病情。

（梁辉、刘小白2017年3月7日发表于华声在线、湖南医聊等）

14 粗长的钢钉插入颅底，男子竟死里逃生

约 10 cm 长、大拇指粗的钢钉从鼻旁进入，横穿颅骨，直达颅底，这名离奇受伤的邵阳男子在湖南省人民医院（湖南师范大学附属第一医院）多学科专家团队的施救下，成功脱险……

小白姐的话

2018 年 4 月 24 日上午，42 岁的李鑫（化名）从邵阳赶到湖南省人民医院（湖南师范大学附属第一医院）天心阁院区耳鼻咽喉头颈外科门诊就诊，说自己脸上"有个东西进去了"。

当班医生查看发现，李鑫右眼眶下方靠近鼻背的位置，有一个直径约 2 cm 的圆形金属物体嵌顿在皮肤表面。当地医院的影像资料显示，一个长条索状物体从他的右眼眶下插入，经过鼻窦区、咽旁，抵达颅底动静脉出颅处，考虑为"异物存留并感染"。

从片子上可以看到，异

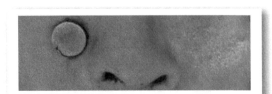
图 4-14-1　约 10 cm 长的钢钉全部插入患者体内，皮肤表面只能看到圆形的钉子头

物长度约 10 cm、直径约 2 cm，呈圆柱形，全部没入患者体内，仅留钉子头在体表，必须尽快通过手术取出，于是接诊医生将他收入耳鼻咽喉头颈外科一病区。

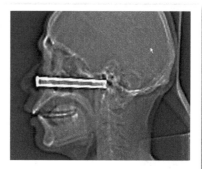

图 4-14-2 从 CT 检查结果可以清楚地看到异物从眼眶下进入，直达颅底

由于异物尖端压迫重要的血管、神经，而金属异物在影像中的伪影无法判定其与颈内动脉和静脉的关系，盲目拔出异物很可能因为大出血危及患者生命，医生为他做了进一步的检查，并召集颅底外科中心相关学科专家进行术前讨论。

耳鼻咽喉头颈外科和神经外科专家一致认为，由于血管成像检查无法判定大血管与异物的关系，血管造影尽管也无法判断异物与血管的关系，但右侧颈内动脉断流后，大脑动脉环代偿尚可，因此手术可以采用侧颅底入路，先暴露颈内动静脉两端，予以结扎，再拔出异物。专家们反复讨论后，制定了周密的手术计划及术中、术后危机预案。

4 月 26 日，在全麻插管下，肖旭平教授、舒毓高教授、刘斌教授等为患者施行全麻下经侧颅底入路颌面颅底异物取出术。

通过手术取异物不难，难的是成功显露异物与大血管。首先由耳神经外科专家在显微镜下将耳后下骨质磨出，再将面神经移位，

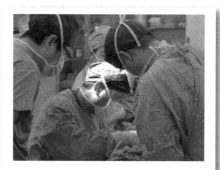

图 4-14-3 耳鼻咽喉头颈外科、神经外科专家在手术中为患者取出异物

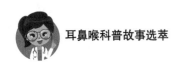

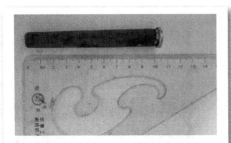

图 4-14-4　取出的钢钉长约 10 cm、直径约 2 cm

然后在保护多条出颅神经的情况下，显露颈内动脉、颅底静脉窦。这每一个细小的动作都可能造成不能控制的大出血；加上异物上端紧临人体生命中枢——脑干，每一个细微的刺激都可能引起患者心跳、呼吸停止。

这是一场生与死的较量，医护人员的操作可以说是步步惊心！所幸的是，在耳鼻咽喉头颈外科、神经外科、麻醉科、手术室专家团队的密切配合下，历时 4.5 小时顺利完成手术，取出一个长约 10 cm、直径约 2 cm 的管状钢钉。

术后，患者生命体征平稳，无偏瘫，现已顺利拔管，正在逐步康复中。

肖旭平教授介绍，由于走路不小心，或是高空坠落引起异物插入颅内并非个案。需要提醒的是，一旦异物插入人体，千万不要盲目拔取，以免造成二次损伤，最好先固定异物，然后尽快就医。

（梁辉、刘小白 2018 年 4 月 27 日发表于湖南医聊、湖南省人民医院健康医线等）

男子骑车摔昏迷，醒来后脑子里 多了根木棍 15

常德男子骑电动车摔倒昏迷，醒来时人已经到了医院，一根木棍从面部插入颅底，被送往长沙紧急进行手术。

小白姐的话

61岁的梅先生是常德市武陵区人，11月28日中午1点多，他骑电动车外出，在一处拐弯地段连人带车摔倒，当即不省人事。大约2个小时后，巡逻交警在路边的灌木丛中发现梅先生，赶紧将他送往当地医院。

检查发现，患者面部到处是血，右面部创口内有异物残留，异物从右侧眶下插入，经眶下间隙、咬肌间隙到达咽旁颅底及颞下窝。由于异物插入位置较深，周围有重要血管，进出颅内神经丰富，医生建议转往上级医院进一步救治。

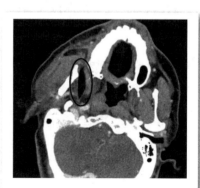

图4-15-1　CT上可以看到异物插入较深

当晚，梅先生被紧急送往长沙，

住进湖南省人民医院（湖南师范大学附属第一医院）耳鼻咽喉头颈外科二病区。

　　经过全科医生会诊讨论后认为，根据 CT 血管造影，异物与咽旁颅底颈内动脉尚有约两三毫米的间距，决定经颌面部切口充分显露异物及大血管，由刘斌教授带领手术团队成功取出一根长约 8 cm、直径约 1 cm 的木棍，并对脓液进行反复冲洗。

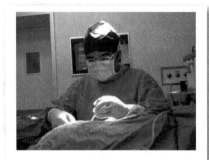

图 4-15-2　刘斌教授为患者施行手术

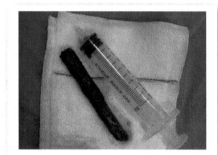

图 4-15-3　取出的木棍长约 8 cm、直径约 1 cm

　　"位置再偏一点就可能损伤颅底大血管和神经，轻者瘫痪，重者可能致死。"刘斌教授提醒，一旦异物插入眼睛、耳朵、鼻腔或脑部，千万不可自行拔出，应尽量保持异物位置不变动，并立即就医。

（梁辉、肖欢、唐丽君 2017 年 12 月 1 日发表于湖南省人民医院健康医线、红网等）

米粒大铁屑变"飞刀"刺破颈总动脉，小伙流了全身近一半的血

湘西小伙用铁锤敲东西，不慎被飞溅的铁屑刺中颈总动脉，术中大出血 2200 mL，相当于他全身总血量的近一半，湖南省人民医院（湖南师范大学附属第一医院）医护人员临危不惧，沉着应对，成功施行手术，挽救患者性命。

小白姐的话

31 岁的小尹（化名）是湘西吉首的一名货车司机，2018 年 4 月 21 日上午，他装了一车砂石后准备把车厢门关上，却发现门栓卡住了，于是拿起铁锤敲打门栓。谁知，飞出什么东西刺中他右侧颈部，他当即感觉疼痛难忍，鲜血顺着脖子直流，随即颈部越肿越大，他只得一手压住受伤部位，一手开车赶到附近卫生院。

由于伤情严重，小尹随即被转往吉首市的大医院。CT 检查发现，一金属碎屑刺入右侧颈部后，在右侧甲状腺附近"扎根"。因在当地医院手术 4 小时未找到异物，小尹于第二天转到长沙，住进湖南省人民医院（湖南师范大学附属第一医院）耳鼻咽喉头颈外科一病区。

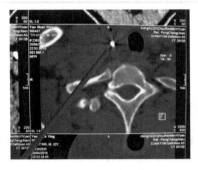

图 4-16-1　图中白色亮点为异物

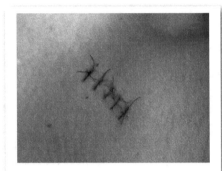

图 4-16-2　患者转往长沙时伤口情况

由于异物位于甲状腺后外侧，与颈总动脉关系密切，手术迫在眉睫，但手术过程中很可能因为大出血危及患者生命。在这生死攸关时刻，肖旭平教授带领钟宇主治医师和麻醉科、手术室人员迎难而上，争分夺秒为患者施行全麻下颈部异物取出术。

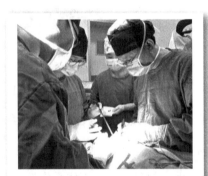

图 4-16-3　肖旭平教授等为患者施行全麻下颈部异物取出术

由于异物边缘刺入患者颈总动脉后发生嵌顿，相当于给破裂的血管塞了个塞子，因此术前未发生明显出血；而异物被取出，就相当于把堵住血管破口的塞子拔除，因此出现凶险的大出血。

幸亏专家团队经验丰富，肖旭平教授立即用手压住破口，同时指挥救治，麻醉师单文燕副主任医师快速装上自体血回输装置，护士们快速输液、调血……

主刀医师在很短的时间内便断流血管，快速缝合破口，同时从患者右侧甲状腺取出一小块颗粒状异物，并从右侧颈总动脉取出一块 7 mm × 3.5 mm 的铁屑。术中出血 2200 mL，对于体重 61 kg 的小尹来说，出血量相当于其全身总血量的48%。

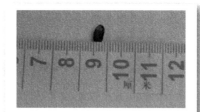

图4-16-4　就是这个米粒大小的
铁屑险些要了伤者的命

在这场生与死的较量中，手术团队临危不惧，沉着应战，历时4小时完成手术，成功挽救了患者的生命。

术后，小尹生命体征平稳，无偏瘫、声嘶，正在逐步康复中。

肖旭平教授介绍，敲打铁器或石头导致铁屑、石屑等刺伤动脉的病例在临床上并不少见，"但像小尹这样能幸运取出的就不多了"。原因在于，颈总动脉破裂出血非常凶险，快速出血800～1000mL就可出现休克，1500mL以上即有生命危险。没有好的医疗设备和显微血管修复技术，贸然取异物可能会导致患者死亡的严重后果。

肖旭平教授提醒：在敲打铁器、石头或进行电焊等危险作业时，一定要加强防护，最好佩戴面罩、头盔等护具，防止意外的发生。

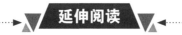
延伸阅读

动脉出血紧急止血方法

动脉血由心脏挤压出来，压力很高，动脉一旦破裂，大量血液就会像泉水一样往外涌。如果不及时采取有效的止血措施，伤者往往不到5分钟就会出现出血性休克。动脉出血可以采取以下止血方法：

1. 指压止血法

这种方法主要用于四肢出血，上肢出血可压迫上臂上1/3内侧的动脉搏动处；下肢出血可压迫大腿根内侧的动脉搏动处。

2. 加压包扎止血法

适用于全身各部位，先用干净的纱布或敷料填塞伤口，外加干净的纱

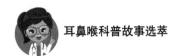

布垫，再用绷带加压包扎。

3. 止血带止血法

用弹性较好的橡皮管或橡皮带绑扎出血部位，上肢出血绑扎上臂 1/3 处，下肢出血缚于大腿中部。每隔 1 小时放松止血带 3～5 分钟，以免肢体因缺血而坏死。

需要注意的是，颈部大血管受损可以就地取材用干净的布料压住出血处，但不能用绷带缠绕颈部，以防血肿压迫气管导致窒息死亡。

（梁辉、刘小白 2018 年 4 月 25 日发表于红网、华声在线、长沙政法频道等）

玻璃刺喉距颈总动脉仅1毫米，医生"悬崖边走钢丝"取出！ 17

湖南浏阳一名男子装载货物时不慎从高处坠落，被地上的玻璃片插喉，锋利的玻璃紧挨着颈总动脉，手术中可以看到玻璃片随着动脉的搏动而动，随时可能刺破血管导致其大出血死亡。湖南省人民医院（湖南师范大学附属第一医院）耳鼻咽喉头颈外科专家"悬崖边走钢丝"，历时1小时30分钟，成功取出一块大小约30 mm×20 mm×5 mm、形状不规则的玻璃片，令伤者转危为安。

小白姐的话

近日，浏阳56岁男子柳某在装载货物时不慎从1.5 m高的货堆上摔下，更为不幸的是，他掉落的地面上有大量碎玻璃片，导致其头、额、胸、手部不同程度受伤，脖子上更是被扎出一个约25 mm×23 mm的口子，大量鲜血不断涌出。同事赶紧用毛巾压住他的颈部伤口，将他送往医院。

经CT检查发现，柳某颈部异物距离左侧颈总动脉仅1 mm，局部有血肿，肋骨也有骨折。医生立即为他进行头、胸、手部清创缝合，考虑到颈部异物取出风险太大，建议转往上级医院进一步治疗。当晚10时许，柳某被救护车紧急送至湖南省人民医院（湖南师范大学附属第一医院）急诊一科。

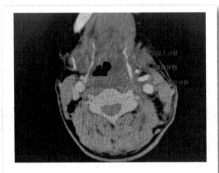

图 4-17-1　CT 上可以清楚地看到，玻璃片紧邻颈部大血管

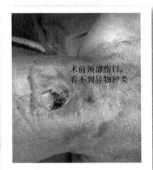

图 4-17-2　颈部伤口约 25 mm × 23 mm

经过骨科、神经外科、耳鼻咽喉头颈外科、麻醉科、手术室等多学科专家会诊和讨论，柳某被转入耳鼻咽喉头颈外科一病区。完善术前准备后，肖旭平教授、李荔副教授等为其施行急诊全麻下左侧颈部探查＋异物取出术。

术中可见，玻璃片从颈部皮肤斜插进入颈部肌肉群，横断甲状腺下动脉，玻璃片距离左侧颈总动脉仅 1 mm，并随着动脉的搏动而动，随时都可能刺破血管，造成患者大出血，危及生命。在这种情况下取异物，就像"在悬崖边走钢丝"，惊险万分！肖旭平教授等凭借丰富的颈动脉外伤救治

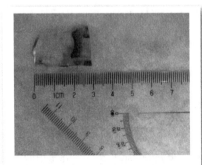

图 4-17-3　成功取出一块大小约 30 mm × 20 mm × 5 mm、形状不规则的玻璃片

经验，胆大心细，谨慎操作，历时 1 小时 30 分钟，成功取出一块大小约 30 mm × 20 mm × 5 mm、形状不规则的玻璃片，令伤者转危为安。

"颈总动脉是头颈部的主要动脉干，一旦破裂，大量血液就会像喷枪一样往外喷"，肖旭平教授表示，动脉出血如果不及时采取有效的止血措

施，伤者往往不到 5 分钟就会出现出血性休克，一旦出血超过全身总血量的 30％，就会危及生命。

肖旭平教授提醒，如果不慎摔伤、刺伤，导致异物进入体内，特别是头颈部，不要贸然拔出异物，应尽快到就近的正规医院检查是否有大血管损伤；如果情况严重需转上级医院，应由当地医院派医生及救护车转送，切勿携带伤者搭乘其他交通工具，以免途中出现凶险情况不能及时救治，导致无法挽回的后果。

（梁辉、刘小白、袁康龙 2020 年 7 月 2 日发表于红网、新湖南、科普湖南在线网等）

18 岳阳一男子被钢筋穿喉，命悬一线

湖南岳阳五旬男子帮人盖房时不慎从房顶摔下，被地上竖着的钢筋横穿颈部。幸运的是，经过湖南省人民医院（湖南师范大学附属第一医院）耳鼻咽喉头颈外科、介入血管外科、急诊一部、麻醉一部、手术室等多学科团队共同努力，顺利手术取出钢筋，成功挽救了伤者的性命。

小白姐的话

55 岁的吴某是岳阳平江县人，2022 年 4 月 6 日下午 5 时许，他帮村民翻修房屋时，因房顶木板年久腐烂，踩上去竟然直接断裂，导致他从屋顶摔落。更不凑巧的是，他掉落的地面竖着不少长长的钢筋，"房主说是围起来准备养鸡鸭的"，其中一根钢筋从吴某一侧颈部插入，横穿颈部后从对侧穿出。

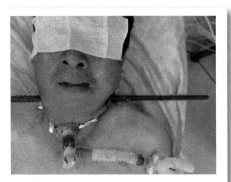

图 4-18-1　钢筋从吴某颈部穿过

见此情景，工友立即拨打了 120 急救电话。医护人员抵达现场后发现，由于钢筋太长，无法连人带钢筋一起抬上救护车，只好拨打 119 电话，由消防人员到场后，用专用工具将钢筋剪断。

鉴于伤情危重，在当地急救车护送下，吴某被送至湖南省人民医院（湖南师范大学附属第一医院）急诊一部。耳鼻咽喉头颈外科主治医师周恩参加会诊后，于当晚 7 时 30 分左右将其收入耳鼻咽喉头颈外科一病区。

"颈部是连通头部和身体的交通枢纽，除气管、颈椎这些人体要害，还分布着许多重要的神经和血管。"考虑到患者伤情复杂，肖旭平教授及其团队讨论并完善全身 CT、CT血管成像等检查后，明确诊断为"钢筋异物颈部贯穿伤"。

由于受金属异物伪影的影响，异物与颈部大血管之间的关系不明，如果贸然取异物，可能导致大出血等严重后果。于是肖旭平教

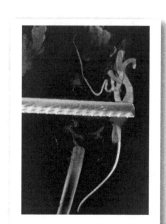

图 4-18-2　CT 血管成像

授及其团队决定立即进行气管切开，以保持伤者气道通畅，同时完善各项术前准备。

4 月 7 日一大早，介入血管外科总住院医师蔡煌兴参加会诊后，由他和介入血管外科学科主任王庆为患者进行血管造影，进一步明确了异物与颈动脉的关系。随后，在耳鼻咽喉头颈外科学科主任肖旭平教授、副主任医师陈义团队，麻醉一部主任刘际童团队及手术一部的密切配合下，为患者施行颈部切开探查＋钢筋异物取出术。

术中发现，钢筋自右侧颈部胸锁乳突肌深面横穿颈内静脉，在右侧颈动脉表面进入口部，再经对侧颈动脉、颈内静脉表面穿出颈部。手术团队

如履薄冰,所有的操作都须加倍小心。终于,经过近一个半小时的紧张操作,手术团队克服手术的凶险性和不可预测性,钢筋被成功取出。术中未出现大出血、血栓脱落、气栓等严重并发症,出血仅 50 mL。

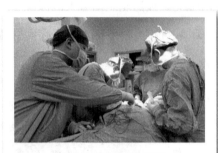

图 4-18-3　手术现场

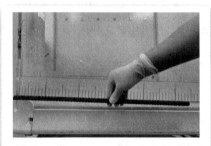

图 4-18-4　从吴某颈部取出的钢筋

肖旭平教授提醒:像吴某这样的颈部贯穿伤患者,在转运过程中切勿触碰异物,尤其要防止异物在体内移动;运送伤者的车速一定要平稳,以免造成异物周围大血管二次损伤。

（梁辉、刘小白、袁康龙 2022 年 4 月 9 日发表于《潇湘晨报》、红网、腾讯网等）

附　录

附录一　肖旭平教授的诊疗日志

（一）

2022 年 2 月 14 日是西方的情人节，上午我在马王堆院区看门诊，10∶30 从邵阳转诊来的喉梗阻患者张某在侄儿的带领下如约来到我的诊室。昨天接到当地医院的电话，说有一个呼吸困难的患者要转诊至我院。他去年 8 月做了垂直半喉切除术，"2 个月前自觉呼吸开始不畅，年后明显加重，去当地医院看了几次，不同的接诊医师都只看了看病人，未做任何检查，要求元宵节后再去住院"（患者家属很激动地诉说着病史，抱怨为什么不给患者检查、开药，癌切除后为何又复发了，不一定是真实情况）。患者坐到诊椅上，可闻及喉鸣音，可见三凹征，颈部原气管切开口瘢痕上端有新生物，考虑喉癌术后复发，喉梗阻 2 度，患者随时可能因感冒或一口浓痰堵塞喉部，立即转为 3、4 度呼吸困难。我急忙开出喉气管急诊 CT（平扫 CT，增强 CT 在时间上已来不及了）检查单，立即安排科室的袁康龙医师带上气管切开包、加压面罩、复苏球囊，用轮椅送病人做 CT 检查，了解患者喉气管肿瘤受侵情况。如果气管受侵严重，行气管切开术就不能解决问题，只能采用昂贵的体外膜肺氧合（简称 ECMO，开机费 6 万元）。

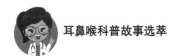
半小时后 CT 检查结果出来了，显示患者喉及部分气管被肿瘤占据，评估 3、4 环以下可以插入气管套管，立即收住院，建议到手术室紧急施行气管切开术。绿色通道一路开通，1 小时后气管切开术顺利完成，患者暂时得救。回病房后再做增强 CT 检查、增强 MRI 检查，了解肿瘤是否侵犯动静脉、食管、肺部等，以便设计治疗方案，考虑是皮瓣、血管置换，食道切除重建，还是放疗、化疗。

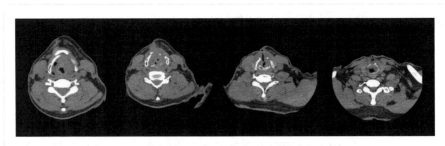

图 5-1-1　CT 检查结果显示喉及部分气管被肿瘤占据

关于县级医院开展喉癌手术，我有以下几点思考：

（1）医院有冰冻切片术中做安全切缘的能力。

（2）医护人员掌握气管切开术术后护理技术及气管切开术并发症处理技术。

（3）医护人员掌握喉癌术前、术后沟通知识及技巧。

（4）医院最好有放疗设备。

（5）医院具备术后出血、窒息的紧急救治能力。

（肖旭平、袁康龙 2022 年 2 月 15 日发表于"耳鼻喉百科"微信公众号）

（二）

同样是 2 月 14 日这天下午，我们咽喉头颈组救治了 3 例难度极大的病人。

第一例患者是 48 岁、来自郴州的周某，8 年前在湖南省内的大医院做了甲状腺髓样癌手术，手术后第二年复发，发现食道已受侵，医生给予靶向治疗无效，患者也没有引起重视，除了吃中药外未接受其他治疗。半年前患者自觉呼吸不畅并逐渐加重，来长沙多个医院就诊，症状不但无缓解，反而逐渐加重，2 月 11 日下午因呼吸极度困难转到我科。经查看，发现患者颈部有一巨大肿瘤，口唇发绀，不能平卧，三凹征明显，大汗淋漓。考虑喉气管肿瘤广泛侵犯，气管切开难度很大，我们当即用呼吸气囊加压给氧，安排紧急喉气管 CT 检查。检查结果证实了我的判断，喉气管被肿瘤侵犯，只有一点点空隙，颈段气管前被肿瘤占据，喉气管广泛受侵。于是我们马上组织重症医学科、呼吸介入科、麻醉科等专家床旁会诊，决定立即转重症室上 ECMO。我们急救专家"艺高人胆大"，在锁骨下避开肿瘤找到颈内静脉，上机成功，患者暂时得救了。

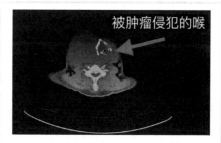

图 5-2-1　患者的喉气管被肿瘤侵犯，只有一点点空隙

2 月 14 日下午，我们在 ECMO 和麻醉科的帮助下，施行气管切开术，这应该是我 30 年以来最难做的气管切开手术。患者颈部气管前肿瘤质地坚硬、边界不清，有肝素应用史，而且血管丰富，电刀、双极电凝、超声

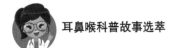
刀等十八班武艺全用上了，要命的是气管切缘出血量大还止不住，血液流入肺部，血氧饱和度从90％降到70％，重症专家用上鱼精蛋白，情况才有所好转。置入气管切开导管，打好气囊，吸出气管内的血块，接上呼吸机，患者的血氧饱和度终于上升到95％。患者也许能再活一年半载了。尽管有点累，但看到患者度过危机，我的劳累一下子被抛到了九霄云外。

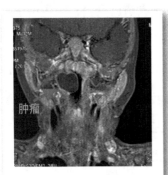

图5-2-2　检查结果显示患者的鼻咽部右侧长有一巨大肿瘤

第二例患者是4岁的小毛，因打鼾从儿科转诊来我科，检查发现患者的鼻咽部右侧长一巨大肿瘤。孩子鼻咽腔狭小，颈部进路、鼻腔进路开刀距离很远，且创伤很大，我们科室同事反复讨论，最后确定用等离子刀来切除肿瘤。结果证明我们是正确的，这是一个囊性肿瘤，半个小时内手术就结束了。

第三例患者是71岁的刘奶奶，10天前因吃鱼后喉部有异物感在当地医院住院，经CT检查未发现异物，但颈部逐渐肿痛，抗炎治疗无好转，遂从吉首转诊至长沙，我院经CT检查发现食道内腔异物，异物为一根1.4 cm的鱼刺。

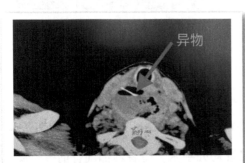

图5-2-3　刘奶奶食道内腔的异物为一根1.4 cm的鱼刺

由于患者有甲状腺功能亢进，没有办法做增强CT检查，通过艰难的评估，我们发现异物距离右侧颈总动脉约3 mm，相比左侧异物较为安全，但是为了万无一失，我们还是选择经颈部切开，防止插入食道镜引起动脉损伤。术中从胸锁乳突肌前缘切开，自右侧甲状腺深面打开脓腔，发现脓腔巨大，下方深至纵隔，上至颅底，我们顺利地找到并取出异物。我们还在食道镜下置入胃管，发现了穿孔部位并加以修护和保护。老年人由于牙齿掉落、舌和喉咽黏膜感觉减退，使得异物误入咽喉后不易发现，加上不正确的处理，如吞韭菜、饭团，易将异物刺入食道壁，引起感染、化脓、穿孔。这些病人要特别注意电解质紊乱所导致的心律失常、心跳骤停，防止出现不该出现的问题。

（肖旭平 2022 年 2 月 18 日发表于"耳鼻喉百科"微信公众号）

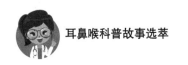
（三）

2022年2月16日周三，依然是上午门诊，下午手术，下午科室也都是安排的比较大的手术（三台喉癌，一台侧颅底肿瘤）。也许大家会问为什么大手术不放在上午？我们专家大多上午门诊下午手术，上午手术一般安排一些孩子（孩子常常吵着要吃东西）、年纪很大的老者（老人体弱多病，等久了血压会升高）及甲状腺、腮腺等无菌切口手术患者（无菌切口手术优先原则）。

这天下午我做了两台喉癌的微创手术，其中一台手术很有意思。李姓病人，52岁，因反复声嘶12月入院，主治医师和研究生们在我查房的时候还不相信，说这不是声带息肉嘛，为什么要诊断为"声带肿物查因"，还要写鉴别诊断？的确，这个患者在当地医院做了喉镜，声带新生物有基底，加上声嘶时间比较长，考虑声带息肉，准备手术。由于患者女儿是我们医院的护士，就带患者来长沙看看，可是在门诊为患者做4K频闪喉镜检查时（我习惯亲自看喉镜），我发现患者右侧声带肿物局部黏膜波减弱甚至消失，电子等色成像技术发现局部毛细血管不连续，查房时才反复提醒下级医师术前谈话要按喉癌顺序处理，手术前先送快速切片，再决定手术具体方式，做两手准备（经口微创手术或开放部分喉切除术）。冰冻切片汇报证实喉鳞状细胞癌，我们按照术前制定并与患者及家属交待的手术方案，采用经口内镜下点状激发技术配合新型等离子刀（施乐辉7071）切除肿瘤，手术7分钟结束，出血

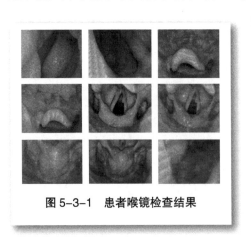

图5-3-1　患者喉镜检查结果

1 mL。患者第二天出院。这例手术再次提醒我们声带带蒂肿物不简单，尽管患病比例不高，也一定要做好术前准备，手术方案、术前沟通不能少了喉癌的处理方案。当然，话可以说得灵活一些，工作一定要扎实。

第二例手术是刘斌教授做的岩尖部肿物手术，该患者因右侧耳痛、头痛 2 月，在怀化当地医院住院治疗 10 天，症状无缓解，行磁共振检查发现右侧岩尖部有一肿物，考虑胆脂瘤，建议转我科治疗。我们术前再次行增强 CT 及 MRI 检查，仍考虑炎症，给予 3 代头孢抗生素激素抗炎，头痛依然剧烈无缓解，且经常夜间需要静脉镇痛处理。经过科室讨论，影像上肿瘤证据不足，临床症状不能排除肿瘤压迫或侵犯三叉神经，决定施行探查手术，病变位于颅底，风险很大。可是，刘教授"艺高人胆大"，硬是在显微镜和耳内镜下经鼓室将颞骨内颈内动脉磨出加以保护，再将位于颞骨内颈内动脉内侧、内听道下方、颈静脉球上方狭小的岩尖部肿物暴露，易出血，病理汇报仍为颞骨岩尖部气房炎症。手术历时一个半小时，术后当天患者症状缓解，无面瘫、耳鸣症状。为什么这个部位发生炎症后用药没有效果呢？我们认为可能是局部血运差，药物不易到达。患者耳痛、头痛也是颞骨岩尖部气房炎症刺激三叉神经所致。有些炎症药物治疗无效时，还需要进行手术。

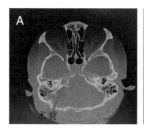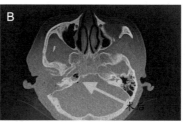

图 5-3-2 术后，CT 检查结果显示患者岩尖部肿物已被切除

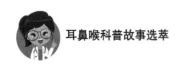

延伸阅读

等离子点状激发技术是2019年7月肖旭平教授通过自己对等离子技术的探索及反复试验，在国内外首次提出的一种新型等离子技术。该技术由于刀头点状激发，使等离子刀头温度降低，刀头存留组织及时消融，从而解决新型等离子刀刀头被堵、刀头金属丝熔断及声带周围黏膜创伤过大的问题。根据近期研究在早期声门型喉癌治疗上达到 CO_2 激光甚至超过激光的疗效，为基层医院开展喉癌诊治提供了一个可行的技术。

电子喉镜中动态波段成像暨DBI（dynamic band imaging）动态波段成像技术是通过专业软件对喉镜图像的后期处理技术，暴露血管，提高血管增强度，从而辨认早期癌细胞浸润程度；避免吞咽荧光饮料及因染料分布不均匀而导致对病变判断的错误；能够在传统内镜成像和DBI成像之间迅速切换，便于对病变处反复对比观察；对黏膜微血管形态的显示具有独特的优势；可以更容易发现平坦型病变或微小病变，指导活检，提高癌前病变及早期喉癌的检出率；图像清晰，可减少因操作而影响诊断的可能性。

（肖旭平2022年2月22日发表于"耳鼻喉百科"微信公众号）

附录二　听肖旭平教授讲耳鼻咽喉头颈外科故事

（一）
男性声嘶必做检查

2021 年 3 月 18 日肖旭平教授做客湖南都市频道《健康生活家》栏目，为观众带来一场科普讲座——男性声嘶必做检查。

主持人：数据显示全世界因为喉癌去世的患者逐渐增多。我国每年有 2 万多人被喉癌夺去了生命，而且男性的发病率是女性的 7～8 倍。说到喉癌，我们会想到央视主持人李咏，还有相声名家李文华先生都是因为喉癌去世。还有音乐大师坂本龙一、大导演吴宇森现在也是受到喉癌的折磨。这么一总结就感觉患喉癌跟人的职业有关系，也就是说用嗓多的人，比如我们这一行，就容易患上这个病。是这样吗？今天我们要跟大家谈谈喉癌，我们请到的嘉宾是湖南省人民医院（湖南师范大学附属第一医院）耳鼻咽喉头颈外科学科主任肖旭平教授。肖教授，欢迎您。

肖旭平教授：主持人好！观众朋友们好！

引发喉癌的因素有哪些？

主持人：您刚才听到了，我在开场白当中说到患喉癌好像跟职业有关，经常用嗓、用嗓过度的人就有患喉癌的可能。是这样吗？我也挺担心。

肖旭平教授：实际上我认为这是个错误认知，不是说话多的人就会患喉癌。其实引发喉癌最根本的因素是吸烟、饮酒、感染 HPV（human papilloma virus）等，而不是平时话说得多。像主持人、演员、歌唱家……这些人是不是容易患喉癌？目前还没有数据证明两者有直接关系。

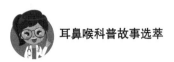
如何区分咽炎和喉癌？

主持人：其实说到职业习惯对身体的影响，比如说经常用嗓的职业，主持人、导游、歌手、老师、医生等，有一个职业病叫咽炎，又分为慢性咽炎和急性咽炎。咽炎其实在某些症状上和喉癌是比较相似的，我们怎么区分它和喉癌？

肖旭平教授：关于区分慢性咽炎跟喉癌，我告诉大家一个比较好的办法。如果喝水、吃饭的时候没有梗阻感，而吞口水的时候有梗阻感，这往往是咽炎的一个表现。如果不管是吃硬饭，还是吃面条，甚至吃稀饭，都出现梗阻感和异物感，这种情况就有可能是喉癌。

主持人：我们好请大伙记住了，所以到底患的是咽炎还是喉癌，大伙一定要把它们区分清楚，到正规的医院去进行检查和治疗，要不然医生就有可能把你的咽炎误诊为喉癌。

喉癌如何治疗？

主持人：那么喉癌如何正规治疗？

肖旭平教授：喉癌发现得越早，治疗的效果越好。像早期的喉癌，要么做放疗，要么做手术。放疗对于保护嗓音来讲，可能会有一定的好处。当然它也有它的缺点，比如说治疗时间很长，可能要治疗两个月以上；费用很高。如果是做手术，既有从外面开刀的，也有借助激光、等离子技术进行经口治疗的。像我们现在通过等离子点状激发技术治疗喉癌，病人可能只要住院两三天就可以出院了，花费也不高。当然如果要开刀的话，也可以把肿瘤切干净。到了喉癌晚期，单纯的放疗或者化疗就不能够控制住肿瘤，我们需要先把肿瘤切除以后，再去做放疗或化疗。至于中医或者草药，对于病人的体质提升是有帮助的。但是它绝对不能够拿来作为治疗肿瘤的主要药物或者主要方法。它的作用仅仅是固本，通过提升人的抵抗力来提高它对抗肿瘤的能力，并不能够消除肿瘤。

🎤 还有哪些因素会引发喉癌？

主持人：您刚才谈到了一些容易引发喉癌的因素，比如抽烟、喝酒、喉部感染 HPV，还有哪些因素会引发喉癌？

肖旭平教授：遗传因素、微量元素的缺乏等，这些都可能是引发喉癌的因素。

主持人：我刚才也注意到了，经常用嗓的人，可能会有一个职业病——慢性咽炎，那么我就想问慢性咽炎跟喉癌有没有直接的关系？

肖旭平教授：其实慢性咽炎、慢性喉炎一般情况下是不会引发喉癌的。但是有一种特殊的咽喉炎，即肥厚性咽喉炎或者反流性咽喉炎，它会引发喉癌。我们在看文献和平时诊断的过程中都碰到过很多例，它是引发喉癌的一个重要原因。

主持人：您刚才说到抽烟、喝酒会引发喉癌，它引发喉癌的具体原因又是什么？

肖旭平教授：烟里面的尼古丁会使我们的喉腔黏膜的上皮细胞变性或者是出现病变。况且，肿瘤不是单一的因素引发的，而是多种因素结合起来所造成的病变。北方人的喉癌跟南方人的喉癌其实是不一样的。北方人喜欢喝酒，那么酒精对于他们喉的上方（比如会厌）以及喉的入口长期的刺激也引起黏膜细胞出现变性，最后就引发喉癌。

主持人：我知道主动吸烟容易引发喉癌，那么吸二手烟的也会这样吗？

肖旭平教授：对。我们平时看到患喉癌的多半是男性，但还是有少数女性不吸烟却得了喉癌。我们一问才知道，原来是她们的老公长期在家里吸烟。甚至现在大家打麻将，一名女性不吸烟，但其他三名男性吸烟，女

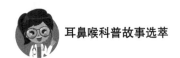

性只能也跟着吸二手烟，吸二手烟跟吸烟是一样的，都有可能引发喉癌。

主持人：说到吸烟，我就会自然联想到，比如说经常吸入烟尘，或者经常下厨房，吸入油烟，会不会也造成这个结果？

肖旭平教授：如果长期处在这种油烟的环境下，同样可能引发喉癌或肺癌之类的疾病。

主持人：说到抽烟、喝酒、吸入厨房油烟易引发喉癌，在生活中是有实际病例的。下面我们请一位喉癌患者讲述他的经历。

患者：以前我一餐喝半斤多酒，一天抽 2～4 包烟。后来一抽烟、喝酒，我就喉咙痛，所以来长沙检查，检查结果是喉癌中晚期，我就把声带全部切除了。

🎤 喉癌发病率是否有地域差异？

主持人：我知道有一些疾病是有地域特色的，您刚才讲到南方和北方的喉癌是不一样的，比如说海南和我们湖南有吃槟榔的习惯，吃槟榔的人口腔癌的发病率是比较高的，那么吃槟榔的人有没有患喉癌的可能？

肖旭平教授：你提的这个问题特别有意思。其实我们现在也想研究这方面的课题，我们湖南人喜欢吃槟榔，患舌癌、口腔癌的病人那是明显多于其他省份的。

现在我们湖南的喉癌病人，特别是下咽癌病人也开始多起来了。这是不是也与吃槟榔有关系？我想应该有一定的关系，如果长时间吃槟榔，槟榔里面的粗糙物和制剂，通过吞咽动作对我们的下咽部、舌根部应该会有一点影响，但我现在没有这方面的数据，因为吃槟榔是有地域特性的，比如说海南、湖南和台湾。我们研究完成以后会拿出一组数据。

喉癌与 *HPV* 病毒有什么关系？

主持人：刚才您谈到的是我们的一些生活习惯，抽烟、喝酒、吃槟榔。您刚才还谈到了一个我感觉特别陌生的知识，就是咽喉部感染了 HPV 的话也会引发喉癌，我觉得特别的震惊，如果说我们稍微有常识的话，就知道 HPV 是宫颈癌病毒，那么这种病毒怎么会跟喉癌联系到一起？

肖旭平教授：实际上 HPV 是一个存在比较广泛的病毒，特别是在我们南方地区，空气中可能也有这个病毒，但一般人对它有一定的抵抗力。最容易造成感染的，我认为有两个途径：第一个途径是如果产妇的产道感染了 HPV，那么儿童经过产道、羊水的污染，会导致咽喉感染 HPV；第二个途径是性行为和唾液传播，如果男方或者女方已经感染了 HPV，那这个时候 HPV 可以通过唾液传播。一些不良的性方式也可能会导致口腔和喉部的感染。成人感染了 HPV，就会引发喉乳头状瘤，这是一个癌前病变，再加上烟酒、油烟的刺激、空气污染等，就可能会引起癌变。儿童感染 HPV 多半是引发喉乳头状瘤，它最容易导致出现声音嘶哑、呼吸困难，但是儿童不容易引起癌变，成人就易引起癌变。

主持人：HPV 的感染在临床中有没有什么变化？

肖旭平教授：实际上我认为感染 HPV 的人以后肯定会越来越少。因为现在很多女性已经接种了 HPV 疫苗，通过接种疫苗就会使得孩子感染的概率降低，那么以后成人感染的概率也会降低。HPV 疫苗除了预防宫颈癌以外，对喉癌的预防其实也是有很大好处的。

如何尽早发现喉癌？

主持人：我们刚才说到的是一些引发喉癌的因素，那我们要怎么才能较早地发现它，或者说喉癌有什么前兆可以提醒我们？

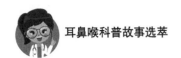
肖旭平教授：最容易发现的就是声门型喉癌。因为声门型喉癌最早期的症状就是声音嘶哑，所以我们经常跟大伙讲，男性只要是声音嘶哑超过了14天，也就是两个礼拜，就一定要去做喉镜检查，要看看声带有没有出现问题，是一般的喉部疾病还是早期喉癌。所以声音嘶哑是早期声门型喉癌很容易发现的一个症状。第二个症状就是喉部的异物感或者梗阻感，即吃东西的时候，老是觉得喉咙里面被什么东西粘住、挡住了，吞也吞不下，吐也吐不出。像这种情况就需要去检查，因为这是声门型喉癌很重要的一个表现。到了晚期可能会出现呼吸困难、吞咽困难、喉部疼痛、痰中带血等。还有一些晚期喉癌患者的淋巴结会转移到颈部，导致颈部出现肿块。这些都是晚期喉癌的表现。

主持人：您刚才提到了声音嘶哑是声门型喉癌的一个重要表现。我们有一个病例，请大家听一听。

患者：我以前说话声音很大很大，但是后来有半年，声音很嘶哑，以前不重视，以为是感冒引起的声音嘶哑。

如何鉴别声嘶是否为喉癌导致的？

主持人：不一定所有声音嘶哑的人都患了喉癌，比如说我们大家所熟悉的曾志伟，还有一些歌手本身就是烟嗓，那么我们怎么区分呢？

肖旭平教授：确实是这样的。声音嘶哑并不代表声带一定有了病变，但是这种声音肯定是有问题的。这个问题可能是长期使用一种异常的发音方式所造成的，比如说曾志伟先生。还有一些人是前面提到的，如摇滚歌星、教师这些用嗓工作者，最容易出现声带小结，从而导致声音嘶哑。

当然少数的人有可能是喉部长了肿瘤，比如说我们前面提到的喉癌、喉乳头状瘤，是这些病变所造成的。

主持人：当我们的声带出现了一些不适，进一步检查发现长了结节或者一个小瘤子，我们如何确认它有没有可能进一步病变为喉癌呢？

肖旭平教授：这个时候如果出现了声音嘶哑、咽部异物感，那就有必要到我们医院检查一下，在我们清晰的喉镜下，可以看清楚病变区表面的血管的改变，是良性还是恶性，准确率可以达到 95%。这种技术叫带状或者载带技术，也叫 DBI 技术，这种技术可以早期地区分病变。如果是良性病变，可以通过吃药或者嗓音训练来解决这个问题。如果怀疑是恶性病变，我们还需要从病变区取一小块组织下来做个病理活检，来确定它到底是良性还是恶性。

等离子点状激发技术适用于什么样的喉癌？

主持人：刚才您提到了一种技术，叫作等离子点状激发技术。这是一种微创治疗技术，这种治疗方式适用于什么样的喉癌？或者说它和以往的传统治疗方式有什么不一样？

肖旭平教授：这个治疗方式是我提出来的，近几年我们在国内主张采用这种手术方式，它的好处就是等离子是在水下操作，温度很低，只有40 ℃～70 ℃，这个低温能很好地应对声带这么娇嫩的器官。我们从良性的声带边缘，把肿瘤切下来。剩下的这一部分声带恢复得很快，发音效果更佳。通过这种方式既能够把肿瘤切干净，同时又能保留我们的发音功能，这是它的优势。但是采用其他的方式治疗喉癌，比如说激光手术、电刀切割或者机器人电刀切割，行不行？可以，但是由于它们的温度高，对正常的声带损伤要比这种技术大，所以现在我们在国内提出来希望患者多做尝试。我想不久的将来这种手术方式应该会得到更广泛的推广。

如何保护咽喉？

主持人：任何好的治疗方法都是针对我们的身体出现了问题，是一种

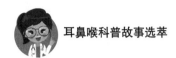

挽救的方法。但事实上我们能够做到的是，在事前保护好我们的咽喉。那想请教您，平常生活当中我们怎么去注意咽喉的保护？

肖旭平教授：我们平时要注意坚持好的生活方式，比如尽可能不要吸烟、喝酒。用嗓的时候，要注意发音的方法。我们讲要用丹田之气来进行发音，其实丹田之气就是腹式呼吸，我们要训练腹式呼吸，而不是用喉部去硬起音。有些人讲话的时候面红脖子粗，这种人往往发音方法是不对的，要纠正这种不正确的发音方法。此外，要爱护我们的环境，避免在污染环境中发音，因为好的环境对于咽喉有保护作用，反之亦然。这是比较重要的一些方面。一旦出现声带问题，用参须、麦冬泡水喝，多喝水，少说话，有利于嗓音的恢复。一旦出现问题早治、早防，这样才能防止喉部出现大的问题。

主持人：好的，感谢肖教授今天为我们分享科普知识！

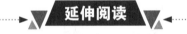

延伸阅读

HPV，全称人乳头瘤病毒。主要通过感染上皮细胞而进入人体，导致疾病。上皮细胞覆盖人体各类器官表面，用于抵挡细菌、真菌、寄生虫、病毒等入侵，保护内部组织，细胞层层排列，最外层的是已经成熟且扁平状的鳞状上皮细胞，随着时间推移，外层细胞会死亡脱落，而下层是原型未成熟的机体，细胞随着分裂生长成熟会不断向外补充，外层成熟细胞并不会被感染。皮肤或黏膜表面如果有微小的伤口，HPV就可以感染下层的基底细胞，通过改变细胞的分裂周期规律使其不受控制地向外生长，从而在上皮细胞层形成类似人乳头状凸起的瘤，因此HPV被称为人乳头瘤病毒，一般来说，上皮细胞只有直接接触已经被感染的其他皮肤或黏膜细胞，才会被感染。

（本节根据2021年3月18日湖南都市频道《健康生活家》栏目访谈内容整理而成）

（二）

睡眠不足可导致恶性肿瘤，怎么睡觉才健康

> 2021年3月21日肖旭平教授做客湖南都市频道《健康生活家》科普栏目，带来一场健康知识科普——睡眠不足可导致恶性肿瘤，怎么睡觉才健康。

主持人：今天是第14个世界睡眠日，本届睡眠日的主题是"规律睡眠，健康未来"，今天我们就要跟大伙来谈谈我们的睡眠。今天请到的嘉宾是湖南省耳鼻咽喉头颈内镜中心主任、湖南省人民医院（湖南师范大学附属第一医院）耳鼻咽喉头颈外科学科主任肖旭平。肖教授，欢迎您！

肖旭平教授：主持人好！说到睡觉，想睡个好觉，在成人世界里好像真的成了一件难事了。

🎤 好睡眠的定义是什么？

主持人：听说每个晚上100个人里就有三五十个翻来覆去睡不着，其中有一二十个已经连续一个月都没睡过好觉了。我们想请教您的第一个问题是怎样才算是一个好的睡眠状况？

肖旭平教授：一个好的睡眠状况，第一，要比较快入睡。第二，睡眠比较规律，中间基本上不怎么醒，或者偶尔醒一下马上就入睡了。第三，醒来以后精神很好，一般晚上睡觉时长大概是6～8个小时。这样的睡眠我们认为是比较好的睡眠。

主持人：您说的6～8个小时指的是成人的睡眠时间？

肖旭平教授：是成人的睡眠时间。小婴儿睡10～12个小时或者12小时以上都有可能，儿童可能睡8～10个小时。但是年纪很大的老年人，可能睡6个小时就差不多了。

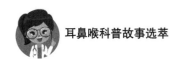

主持人：对于成人来讲的话睡眠时间是 6 ～ 8 个小时，人很容易入睡，中间睡得很沉、很踏实，不容易醒来，基本上睡姿也不是辗转反侧、夜不能寐，不会翻来覆去，醒来以后精神状况是比较好的，这样是一个比较好的睡眠状况。那么相反，一个差的睡眠状况是什么样的？

肖旭平教授：比较差的状况，第一是入睡是比较慢的，躺半个小时以上还未入睡，有的时候可能在床上躺了两三个小时，但脑子里老是在放电影，就一直不能入睡。第二就是睡觉以后身体老是在动，特别是像孩子一样，从这一头睡到那一头，经常翻来覆去的，这种情况也是不好的。第三就是梦多或老是做噩梦，然后就惊醒了。第四就是出现打鼾、磨牙等异常情况。

观众："11 点准时爬上床，还要翻滚到一两点才能睡着。"

"老公翻一次身我就醒一次，连根针掉在地上我都能醒。"

"老是半夜三四点就醒了，我的睡眠就只有前半夜……"

"一晚上睡得迷迷糊糊的，跟没睡一样，起床后眼皮都睁不开。"

"做了一宿的梦，被坏人追，跟鬼斗，睡比不睡还累。"

"老师讲的我一个字都没听进去，全程走神儿。"

"出门忘带钥匙下班。"

"睡不好觉，日常生活都受影响。"

🎤 长期睡眠质量差对身体有什么危害？

主持人：大家都有体验，如果一觉没睡好，起来以后精神状况很糟糕，可能睡了很长时间还是觉得精神状况不太好。如果长期睡眠状况不好，会给身体带来哪些伤害？

肖旭平教授：如果长期睡不好，或者睡眠时间过短，对人体影响是非常大的。一个人 1/3 的时间是在睡眠中度过的。我们做动物实验，如果让一只老鼠 7 天不睡觉，这只老鼠就会死去。人也差不多，一两天不睡觉就会出现病态。要是长期睡眠不足，会产生很多问题，包括抵抗力下降、肿瘤发病率上升等。

睡眠问题会不会引起癌症？

主持人：睡眠问题会不会引起癌症？睡眠不好的后果有这么可怕吗？

肖旭平教授：有这么可怕！我们前面提到睡眠不好会引起抵抗力下降，让我们的免疫力也会受影响。免疫力受影响，实际上会引发恶性肿瘤等疾病。

黑眼圈、体质差、老得快，都只是小 case！失眠有可能导致记忆力变差、免疫力降低，甚至性功能减退，更严重的是长期失眠还可能导致抑郁症、焦虑症等精神疾病，还有糖尿病、高血压、冠心病等心血管疾病，搞不好还会中风、猝死。

如何鉴别生理性和病理性打鼾？

主持人：我觉得打鼾是一个非常普遍的睡眠现象，我们老以为一个人打鼾是睡得香的表现，这种说法是对的吗？

肖旭平教授：我们要分两种情况，一种情况是规律地打鼾，像喝点小酒后，或者像平时小孩玩累了，短时间、很平稳地打鼾，这是没有关系的，是睡得好、睡得香的表现。另一种情况是打一下停一下，嘴巴和鼻子都不出气，我们叫呼吸暂停。这种情况是不好的打鼾，实际上它会导致身体出现很多其他的疾病，比如说高血压、糖尿病等。

主持人：您刚才说到打鼾其实不是我们想象的那样，如果鼾声是比较持续的、规律的、轻微的，这是一个睡得香的表现。但除此以外，如果在打鼾的过程中，呼吸时有时无，这种情况就非常危险了，这在医学上叫作睡眠呼吸暂停低通气综合征。

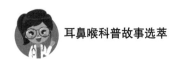

肖旭平教授：对！睡眠呼吸暂停低通气综合征在睡眠疾病里面是一类非常大的疾病。由于呼吸暂停会导致人体慢性缺氧，全身的器官比如说心脏、脑、肾、肺、胰腺等都可能会出现问题。

主持人：呼吸暂停是停一下就有呼吸了，如果停一下就没有呼吸了，那这个人就不在了。

肖旭平教授：如果呼吸暂停的时间在 10 秒钟以上，我们认为就是有问题的。如果在 10 秒钟以下，我们认为还不是很严重。但呼吸暂停 10 秒钟以上，一个小时超过 5 次，一个晚上超过 30 次，我们认为就是睡眠呼吸暂停低通气综合征。儿童一个小时出现 1 次呼吸暂停，或者是一晚上出现 5 次以上，那我们认为就是有问题的。

主持人：说到呼吸暂停，我们手上有一个病例，有一位姓康的先生，睡觉的时候经常出现呼吸暂停，他自己以为一个晚上只暂停 10 多次，结果到医院一检查，到了什么程度呢？我们请他来说一说。

患者：家里人说我打呼噜很恐怖，晚上整个人都坐起来了。我车都不敢开，怕犯困了方向盘跑偏。我以为一个晚上大概就是暂停 15 次，而睡眠监测报告显示有 486 次，我吓得要死，一口气没上来人就完了。

肖旭平教授：他的最低血氧饱和度只有 8%，平均血氧饱和度为 78%，我们正常人的血氧饱和度是在 95% 以上，而他绝大部分是在 95% 以下，而且最低是 8%。这样子如果持续时间超过一分钟，就意味着这个病人会有生命危险。

主持人：486 次，那我估计一晚上就没怎么呼吸过了。

肖旭平教授：这位先生呼吸暂停的次数还是非常多的，486 次。一晚上呼吸暂停这么多次，就意味着他通晚看上去睡得很好，实际上他是没睡觉的。

他经常醒来，我们叫厥醒，出现厥醒等于没有睡好。本来我们通过睡觉可以补充体力，我们的血管张力会下降，我们的心脏可以得到休息。而他的全身包括心脏、脑袋都在运动，都在工作，就好像一个永动机一样，所以白天他一到哪里，只要坐下来就能睡着。而且他在高速公路上开车，有几次都差点就撞上护栏出车祸了，把家人吓坏了，所以不让他开车了。他的血压很高，血糖也高，晚上还遗尿。像他这种情况确实已经很严重了，如果不治疗有可能会猝死。

📢 长期睡眠不好易引发猝死？

主持人：长期睡眠不好还容易引发猝死？

肖旭平教授：打呼噜，是由于多种原因所引发的一种睡眠现象，比如患有鼻类疾病或者扁桃体肥大、慢性扁桃体炎都容易引发。因为得这些病的话，睡觉时会呼吸不畅，人体便会自主张口，通过口来进行呼吸，而气流在经过咽喉时会震动软腭，所以便会发出打呼噜的声音。更为可怕的是由于打呼噜使呼吸反复暂停，可能会造成大脑血液严重缺氧，慢慢形成低血氧症，对身体造成损害。

📢 儿童打鼾有何影响？

主持人：说到成人打呼噜对身体有影响，甚至有巨大的影响，小朋友也会打呼噜对不对？那么小朋友打呼噜的话，有什么影响呢？下面我们来看一个病例。

4岁的拓拓来自长沙，最近两个月家人发现孩子睡觉打呼噜的情况愈发严重。他的听力经常出现障碍，有鼾声，呼吸不畅，这些还是初步的影响，到后来就出现了听力受损。

肖旭平教授：实际上小朋友只要打呼噜，肯定有鼻子的问题，或者有

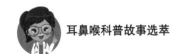

扁桃体肥大、腺样体肥大这些疾病的问题。一旦小孩子打呼噜，肯定要上医院去看，比如说看耳鼻喉科，我们要给他检查一下，是不是有过敏性鼻炎、鼻窦炎、扁桃体肥大或者腺样体肥大，这些问题会促使他的气道变得狭窄。打鼾是怎么产生的？就是因为空气通过狭窄的气道，不流畅、受阻，气流振动了舌头和咽腔，出现很大的鼾声。打鼾时间长了以后会引起面部的改变，我们叫腺样体面容。比如说两颗门牙突出，张口呼吸，脸长像马脸；打鼾可以引起肥胖，肥胖又可以引起打鼾（孩子也有可能很瘦，怎么吃也吃不胖）；个头很小，不长个子；晚上出汗、遗尿等，这些都是小儿鼾症很重要的表现。

🎤 打鼾问题如何治疗？

主持人：有鼾症说明睡眠不好，如果出现这种情况，不管是成人还是孩子，怎么去治疗？

肖旭平教授：如果孩子出现了打鼾、张口呼吸，都需要治疗。早期可以保守治疗。比如说鼻腔喷药，然后服药，让腺样体缩小，让孩子的鼻炎得到控制，张口呼吸、打鼾就缓解了。如果是成人的话，一方面可能要减肥，控制体重。另一方面，如果是比较轻微的打鼾、呼吸暂停，可以侧卧位入睡，左侧卧位、右侧卧位交替。不要仰卧，也不要俯卧，这些都是不健康的睡觉姿势。可以在背部放一个网球，以保持侧躺姿势。要戒除抽烟、喝酒这些不良嗜好。如果是重度鼾症，那就需要做睡眠监测，还可能需要做手术。

如果是鼻息肉、扁桃体肥大或舌根肥大而导致的鼾症，那就需要通过手术把咽腔扩大。还可以在晚上睡觉时戴一个呼吸机，这个呼吸机不是插管呼吸机，而是晚上戴的一个小呼吸机，用面罩把鼻子罩上，然后通过正压的力量把气道打通，就可以经口吸入氧气。有些人讲，缺氧是不是买一个供氧机就可以了？不行。因为气道堵住了，连空气都进不去，这个时候氧气是没有办法进去的，所以我们必须要把气道扩开，然后把空气灌进去，病人就不缺氧了，第二天精神就很好了。当然这种治疗是需要长期坚持的，不是一天两天，而是天天晚上都要戴着呼吸机睡觉。

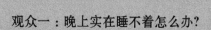

在线候诊室观众提问环节

观众一：晚上实在睡不着怎么办？

肖旭平教授：晚上睡不着，实际上很有可能是失眠。失眠有多种原因，前面我们也提到了一些原因，要把这些导致不容易入睡的不良习惯改掉。如果仍然睡不着，那要到医院去看看，有必要的话可能要吃药。有时候可能是一时心情不好导致失眠，如果是长期性的失眠，就要引起重视，到医院进行药物治疗。

观众二：教授您好，我们家有一个3岁小朋友，晚上睡觉时张口呼吸，这种情况需要治疗吗？

肖旭平教授：小孩子长期张口呼吸实际上是有很大影响的，因为张口呼吸的时候，面部的肌肉张力会出现改变。张口呼吸有可能是扁桃体肥大或腺样体肥大所导致的，孩子为了把咽后的气道打开，就张开嘴巴，不通过鼻呼吸，这个时候面部特别是上腭的发育会延迟，会向前拉伸，最后孩子就会形成龅牙，颌面发育会出现异常，所以需要到医院去检查腺样体、扁桃体、气道等。

主持人：好！教授的意思是如果孩子经常这样，就有必要到医院去做进一步检查，否则对孩子的牙齿和面部发育都可能会有影响。听懂了没有？

观众二：我听懂了，谢谢教授！

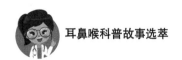

主持人：有朋友说熬夜没问题，第二天把觉补回来不就完了吗？这个应该对身体没什么影响吧？

肖旭平教授：有影响！其实补觉是不行的，是补不了觉的。偶尔熬一次夜是没影响，但是如果长时间缺觉，肯定会出问题的。

11 月某直播平台某游戏主播因过度劳累不幸猝死，据了解，该主播把直播时间调整到了凌晨 0 点到早上 9 点，这样长时间日夜颠倒，最终身体扛不住了，引发猝死。熬夜成行业杀手。就在 11 月 27 日，某位艺人参加了一档综艺节目，截至当日凌晨 1 : 45，他已持续工作 17 个小时。不久后，他在跑步中昏迷倒地，医护人员到场后进行 10 分钟心脏复苏后送往医院，最终因抢救无效去世。他猝死的背后，是大多数人的过劳血泪史。

主持人：其实晚上的睡眠是很重要的，但有的人讲如果晚上没睡好，白天可以补觉，包括午睡。

肖旭平教授：北方人一般都不午睡，我们南方人喜欢午睡。其实少量的午睡是有利于健康的。一般来讲午睡 20 分钟～ 1 个小时是比较有利健康的。但睡的时间太长了，如睡两个小时，可能会影响晚上的睡眠，所以我们是不提倡的，而且睡久了还会头昏，不利于下午的工作。

🎤 如何科学看待"鬼压床"？

主持人：还有一个问题要请教，有个民间说法叫"鬼压床"，就是睡的时候想起床了，脑袋是清醒的，但是身体不受指挥，就是动不了，这是怎么回事儿？

肖旭平教授：像这种情况，其实我也有过。这在睡眠分期里面叫快眼动睡眠。在这个睡眠期，实际上我们的大脑苏醒了，但是身体的肌力还没有恢复，所以觉得肢体动不了。就好像你知道你已经醒来了，但感觉有人压在你身上，你起不来。

主持人：那这种情况要怎么办？

肖旭平教授：一般偶尔出现一次关系不大，这是一个正常的睡眠现象。但是如果是睡眠呼吸暂停低通气综合征所导致的，比如说频繁苏醒，就另当别论了，那就必须要接受治疗。

主持人：还有一个问题就是有的时候我们醒得早，然后就睡不下去了。人年纪大了，可能睡觉时间短了，也起得很早。像这些情况又是否正常呢？

肖旭平教授：成人实际上年龄越大，睡眠的时间就越短，可能睡 5～8 个小时，这个不一定。有些人睡好了，5 个小时也足够了，绝大多数的人要睡 6 个小时才能够保持充沛的体力。

主持人：虽然有个体差异，但是一切都有依据，大家可以根据睡醒之后的精神状况来确定睡眠时间的长短。在节目最后，想请肖主任跟我们说说，能够用什么样的方法来帮助我们很好地入睡，改善睡眠质量？

影响睡眠的几个主要因素是什么？

主持人：要想获得好睡眠，还是先来说说是什么影响了我们的睡眠吧！

1. 不良睡眠习惯

"茶要更浓才够味，咖啡喝完这杯再来一杯。"睡前经常喝茶、咖啡、酒都会引起大脑皮层过度兴奋，导致失眠。

"睡前狂撸串，肚子都快撑爆了。""为了减肥不吃晚饭，躺在床上肚子咕咕叫，饿死老娘了。"睡前要么吃太饱，要么饿得慌，肠胃不舒服，大脑皮层也不好意思休息，于是就很难入睡。

"打开空调，放好靠枕，看个惊悚电影再睡也不迟。"睡前看刺激类节目、做剧烈运动，大脑皮层立马兴奋给你看，不容易入睡、多梦，反正睡不好。

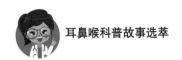
2. 不良生活习惯

"深夜才来灵感呢，我要创作。""资深追剧狂魔，才4点，太精彩了！继续看！"日夜倒班，频繁出差，闲来没事熬夜都很容易改变睡眠规律，打乱生物钟，引起失眠。

3. 精神因素

"存款不多，欠债不少，恋爱不多，失恋不少，我的生命一股苦味。"生活中的挫折，工作中的压力，对未来的恐惧，对现状的无奈、焦虑、愤怒、忧伤，搞得大脑皮层兴奋不已，哪还能睡得着。

来听听专家说说，怎么才能有个好睡眠吧！

肖旭平教授：要使我们的睡眠规律有利于健康，在入睡前要放下一些比较紧张的工作，不要去做有利于大脑兴奋的事情，比如说喝茶、咖啡；不要去听节奏感比较强烈的音乐；不要吃一些不必要的药物，它们可能会干扰我们的大脑。同时我们要养成一个比较好的习惯。在入睡前把灯光要调暗一些；如果房间里有噪声，那么要把这些噪声消除。有了这些好的习惯，晚上定时在11：00左右就要上床。上了床以后不要看视频等。我想，通过这些我们就能拥有好睡眠。

主持人：有一句话叫作"高枕无忧"，我觉得寝具可能对睡眠质量也会有影响，这方面有没有什么要注意的事项？

肖旭平教授：有些人是有颈椎病的，一味要他们去睡很高的枕头，肯定也不合适。我还要补充一点，就是睡觉前不要喝太多的水。有些人非得喝200 mL牛奶才睡觉，晚上很有可能要起夜，反而影响睡眠。特别是年纪大的人要起夜的话，起来以后就很难入睡。所以睡觉前喝少量的水（50 mL以下），把口腔湿润就可以了。虽然牛奶是有助于睡眠的，但不要喝太多了。

最后，大家可以跟着我学习助眠操。

第一式：十指扣头法。

双手手指分开，按摩前发际线至后发际线处，在比较疼痛的位置，多按几次，此动作约 1 分钟。

第二式：按太阳穴、安眠穴。

中指按摩太阳穴时长约两分钟，中指按摩耳垂凹陷与枕骨下凹陷处，以及两者连线中点处，时长约两分钟。

第三式：踢脚法。

双手抱肩，伸脚尖，伸出右腿，脚尖绷直，双手抱肩收，腿伸直，两次为一组，共做 4 组。

第四式：呼吸助眠法。

闭上双眼，双手放于丹田处，嘴巴吸气，鼻子呼气，重复 3～5 遍，时长约 1 分钟。

主持人：真的希望大伙有一个好睡眠，感谢肖主任今天来到我们的演播间为我们分享了这么多科普知识。

（本节根据 2021 年 3 月 21 日湖南都市频道《健康生活家》栏目访谈内容整理而成）

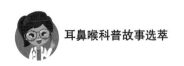

（三）

鼻出血要看医生吗？

2021年9月23日肖旭平教授做客湖南都市频道《健康生活家》栏目，为大家带来一场健康知识科普讲座——鼻出血要看医生吗？

主持人：流鼻血其实是一个非常常见的症状，地球上的大部分人都出现过。特别是到了秋冬季节，空气比较干燥，人就特别容易流鼻血。流鼻血是病吗？需要看医生吗？我们先请观众朋友说说他们流鼻血的经历。

观众："小时候流过！流得挺多的。"

"走在路上，可能是打了个喷嚏，就流血了。"

主持人：通常大家都会认为流鼻血可能跟上火或者是一些身体的变化有关系，或者是自己不小心抠出来的，但其实某些鼻出血的情况可能是疾病发出的信号。让我们有请今天的"健康生活家"——湖南省人民医院（湖南师范大学附属第一医院）耳鼻咽喉头颈外科学科主任肖旭平教授，欢迎您！

肖旭平教授：主持人好！观众朋友们大家好！

主持人：鼻出血其实是一个挺常见的症状，除了外力或者是鼻子被打伤了，出血不就是一下的事儿，可能一下就止住了，而且量也不多。很多老人家都会说，鼻出血可能是因为上火了，多吃点降火的东西。鼻出血是一件很平常的事儿，不用引起注意。

肖旭平教授：鼻出血其实很常见，我们既可以说它是一个症状，也可以说它是一种疾病。如果说它是一个症状，就是身体其他疾病发出来的一个信号。如果说它是一种疾病，就是由于鼻腔本身的原因所导致的出血。

鼻出血的原因有哪些？

主持人：从小到大每个人都有过流鼻血的经历，或是打闹时碰到了鼻子而突然出血，或是因抠鼻屎的不良习惯而流鼻血，或是打喷嚏带出了鼻血，或是鼻子无缘无故就流起了鼻血，流鼻血到底是什么原因？

肖旭平教授：鼻出血确实有很多原因。有鼻部本身的原因，也有全身的原因。鼻部本身的原因比较多见的就是外伤。像刚才我们说的抠一下鼻子，或者是碰一下、用拳头打一下，外力打伤了，鼻腔黏膜破了，它就会出血。其次就是由于鼻子本身的炎症或者是鼻中隔偏曲，或者是肿瘤，还有其他少见的病因都可以引起。也可能是全身疾病导致的。有血管的因素、血细胞的因素，比如血小板质量有问题或者是数量偏低，都可以导致出血。还有高血压、肝病、肝硬化或者是尿毒症等都是可以导致鼻出血的。

鼻出血分类有哪几种？

主持人：这时候观众朋友可能都有点担心了，您刚才提到了这几个点，大家都很害怕，一个是肿瘤，还有一个是肝硬化，这些我感觉是挺严重的疾病，怎么会表现为流鼻血？鼻出血的分类有哪几种？

肖旭平教授：出血的分类，刚才其实我也提到了一方面，我们讲是局部出血，另一方面是全身原因引起的出血。我们耳鼻喉科医生会看有没有局部的改变，比如黏膜的糜烂或者小血管瘤。全身因素中，我们就会了解有没有高血压、肝病、肾病等。有些患者可能最开始就是因为鼻出血，而且是反反复复的出血，出血量也比较大，以前也没有出过，这个时候再来做检查，就可能会查出刚才提到的全身因素。

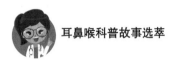
为什么小孩鼻炎会流鼻血？

主持人：有没有一些患者从小就流鼻血，您遇到过这样的患者吗？

肖旭平教授：有很多。有一些家里面有遗传，可能是爸爸妈妈有鼻炎，孩子也有鼻炎了。鼻炎其实是鼻出血里面最常见的一个原因，特别是对于小孩来说。为什么小孩得了鼻炎会出血？因为得了鼻炎特别是过敏性鼻炎，孩子鼻子痒，就喜欢揉鼻子，一揉就把黏膜给揉坏了，鼻腔黏膜本来就处于水肿充血状态，搓它、揉它就更容易出血了，或者打个喷嚏、咳嗽一下，鼻子就出血了。

流鼻血后要到哪个科室治疗？

主持人：流了鼻血之后我们要到哪个科室治疗？

肖旭平教授：到耳鼻喉科检查鼻腔的情况。还会分几种情况：如果出血量特别大，这个时候我们做鼻腔填塞。如果大量出血，可能止不住，这个时候就可能要去介入科，去封堵出血血管。一些大的血管出血，比如说鼻咽癌导致的大出血，或者是由于外伤引起的颈内动脉破裂出血，那么这时就需要介入科的医生来进行手术。我们最近碰到一例鼻出血病例，病人区女士出血量比较大，在我们院介入科住院。她不仅鼻出血，同时全身的动脉血管发炎，出血很多，止不住。这种比较危险，怕主动脉破裂引起大出血，因为这种大出血不及时处理的话，可能引起血液从鼻腔流到肺里面，引起窒息。她的鼻出血是由于鼻腔里的一个血管畸形。

主持人：鼻出血可能会要命，真的会有这么严重吗？我也听说这位女士因为出鼻血已经做了一次鼻部手术了，那最后区女士的诊断结果是什么呢？

肖旭平教授：区女士实际上患的是动脉炎，既有大动脉炎也有小动脉炎，她鼻部出血也是因为这个。鼻部的血管发生炎症，然后破裂，她的出血量确实是很大的，所以我们前两天在急诊鼻内镜下为她进行了局部凝固止血术，现在区女士的鼻出血已经控制住了。大动脉炎也可以引起大动脉破裂，现在是出现鼻部一根小血管破裂。所以相对鼻出血来讲，全身的出血风险更加大，也就是说鼻出血只是全身出血的一个表现，它发出一个信号，告诉我们身体会有危险。

还有哪些疾病可能引起鼻出血？

主持人：您能再详细地讲讲，除了我们刚才所说到的全身血液问题外，还有哪些疾病可能引起鼻出血呢？

肖旭平教授：实际上鼻出血的临床案例是非常多的，前面我们提到孩子鼻出血最常见的诱因是炎症，那么其实还有一些少见的诱因，比如说鼻腔里面进了一个蚂蟥。特别是夏天，有些人喝生水、在河里游泳，蚂蟥就可能进入鼻腔，导致鼻腔出现炎症，患者因为鼻出血来看病，最后从鼻腔里面找出了蚂蟥。我们也碰到过鼻腔结石引起鼻出血的病例，患者因为炎症引起了炎性异物样的结石，导致鼻腔反复出现炎症、反复出血。这种情况在临床上也是比较多见的。还有 18～25 岁的年轻男性的反复出血，而且出血量可以很大，我们叫作男性青春期出血性纤维血管瘤。患者的鼻子后面长了一个纤维血管瘤，血管一旦破裂，不容易收缩。平时可能压一下血管血就止住了，但这种情况下血是不容易止住的，出血反复发作，而且量也很大。

主持人：就只针对男性吗？

肖旭平教授：绝大部分都是男性青年，尤其是在 18～25 岁这个阶段的人是比较多见的。如果在这个年龄段经常流鼻血，就要怀疑有这个病，尤其是出血量比较大，又没有其他的病史，也没有外伤史，那就要检查一下鼻咽部。现在秋冬季节来了，随着空气变干燥、气温变冷，这个时候血压就会增高，年纪大的人鼻腔的静脉血管就会容易破裂。由于血压的升高，

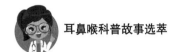

压力增高，出血量也比较大。一旦鼻腔静脉血管破了以后，在家里面简单的处理没有办法止血，就要到医院处理。

主持人：除此之外，大家应该都知道外伤和全身性的疾病会引起鼻出血，还有您刚才提到高血压、血小板减少也是会引起鼻出血的。

肖旭平教授：鼻出血分为前鼻出血、后鼻出血两种，流鼻血大概率是前鼻出血，场景十分可怕，但问题通常不大，原因无外乎是你沉迷挖鼻孔不能自拔，挖到毛细血管都破了，或者是空气太干燥，导致鼻膜破裂等。真正有危险性的是后鼻出血，可能意味着有血液系统疾病，所以当天气不干燥，自己不抠鼻子还经常流鼻血，务必要去看医生！

以前我们看的那些电视剧或者电影，如日剧《血疑》，一播出主人公鼻出血的画面，到医院去检查就是患了白血病或者其他血液系统疾病。其实白血病也好，血小板减少性紫癜也好，这一类血液系统疾病早期症状可能就是鼻子出血。当然如果仔细观察，就会发现患者身上会出现一些瘀斑，全身哪个地方被碰一下，就青一块紫一块。既有瘀斑，又有鼻出血，那就要高度怀疑是血液系统出问题了，可能要去做一个血常规检查，血小板数目可能比较少，甚至功能会出现异常。也有些人就是细胞数特别多，比如白细胞为10万个甚至更多，那么像这些情况都要考虑可能是有血液系统疾病。

如何判断是普通的流鼻血还是有其他疾病？

主持人：所以我觉得流鼻血不是一件小事儿，尤其是经常性地流鼻血，更不应该把它当成小事去处理，而是应该引起注意。肖教授，我们怎么来判断到底是普通的流鼻血还是有其他疾病呢？需要去看医生吗？

肖旭平教授：其实我们自己是比较好判断的，第一是如果既有流鼻血又有全身皮肤青一块紫一块的症状，那这个时候与全身疾病是有关系的。第二就是如果流鼻血的量很少，此时可能仅是感冒或者是鼻炎导致的出一点点血，我们就可以用一条凉毛巾敷一敷鼻子或者是局部，然后把鼻翼捏住，一定要捏着鼻翼软的地方，然后头低下来。

鼻出血的这几种止血方法可取吗？

主持人：我听到的说法是应仰头，把血倒流回去？

肖旭平教授：那个方法是错误的。捏住鼻子 10 分钟，血止住了，那就说明出血问题不太大。往往反复出血的人，问题还不大。而突然出血或者是最近出血，出血量又比较大，这个时候捏压不住，那就要去医院进行专科检查。

主持人：普通的鼻出血要怎么正确地去处理呢？我们先来听一听大家伙遇上了鼻出血到底是怎么操作的。

观众："就这么仰着头。"

"用水打湿颈后。"

"躺下来，用湿毛巾敷额头。"

"拿纸塞鼻子里面堵住出血。"

"将鼻子浸在水里面。"

"及时就医。"

主持人：肖教授，我们平时鼻出血的时候，要怎么正确处理？您刚才提到了是要低着头捏着鼻翼。我记得小的时候，我妈妈跟我说，要在额头上面放一条凉毛巾，仰着头，这怎么感觉跟您的这个方法是完全相反的。

肖旭平教授：其实那个方法是错误的，为什么呢？如果是低头，我们把鼻子捏住，血就会在鼻腔的前端形成凝血块，凝血块就会压住出血的血管，然后就可以把血止住。如果我们仰着头，等于伤口持续开放，血不断往口里流，就止不住。这个时候我们要区分咯血、咳血、吐血和呕血。鼻子出血到底是肺部疾病引起的，还是胃出血引起的，这是我们自己要清楚

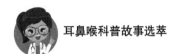

的。如果是咯血，可能是患者以前得过肺结核或者是肺部肿瘤等肺部疾病，那么这种血是什么呢？我们叫作痰包血。有痰有血就是痰包血，而鼻子出血，血是血，痰是痰，它们二者是泾渭分明的。如果是呕血，可能是把鼻血吞进去了，然后呕出来，那怎么办呢？要问患者是不是胃有毛病，如果以前有胃溃疡、十二指肠溃疡，那么有可能就是溃疡出血，而且呕出来的血是咖啡样的。如果血是从鼻部流至咽部，口腔里往往会有凝血块。其实自己也可以判断，看看吐出来的血是什么形态，就可以判断是咯血、咳血、吐血还是呕血。

主持人：还有人觉得鼻出血后可以用纸堵着，拿一个小纸团捏一捏，塞到鼻子里面。这个做法您觉得是对的吗？

肖旭平教授：这个做法从医学上来讲，方法是对的，但是处理是错误的。为什么这么说呢？因为卫生纸其实是不卫生的，我们手上面都有细菌，用手去抓卫生纸，再把卫生纸塞进鼻腔，那等于是把细菌塞到鼻腔里去了，反而容易引起局部感染。可以用一团消过毒的药棉塞到鼻孔里面，因为鼻子最常出血的部位就在鼻腔的前端，我们叫鼻出血区，就是鼻中隔的最前下方，这个地方一旦压住了，就可以止血。

主持人：还有人说低着头将鼻子浸在水里面，您觉得这个做法有道理吗？

肖旭平教授：这个做法不仅没有道理，还容易呛到，弄得不好的话还会窒息。把鼻子和嘴巴都浸在水里的时间不能太长，有些人可能一分钟都不行，会把人给憋坏了。用水清洗或者是在额头上敷湿毛巾，从某种程度上讲可以使血管收缩，但见效太慢了。我们不主张用水清洗，其实把血凝块冲走了反而止不住血，它老是会出血，只有尽快把那个破口堵住才能够止血。

主持人：虽然有这么多止血的做法，但还是要反复地强调一下最正确的方法。低着头，然后用手指或者棉球局部地压迫鼻子最软的前端，就可以止住鼻血，这是最简单、最快捷、最正确的方法，大家要记住了。

保持正常速率或者稍稍前倾，然后用手紧捏鼻翼，将鼻翼紧压在鼻中隔前下方保持 5 ～ 10 分钟，还可以用冰袋或者毛巾在额头冷敷或者放在流鼻血侧鼻部。

如何护理鼻子？

主持人：介绍完正确的处理流鼻血的方法之后，请肖教授再来给大家讲讲到底要怎么护理鼻子才能不容易流鼻血。

肖旭平教授：如果儿童得了鼻炎，是比较容易鼻出血的，要及时对症治疗。对于老年人，为了防止秋冬季鼻出血，在家里面要注意多喝水，补充水分。开空调要注意调节室内湿度，不要太干燥。冬天室内和室外的温差不要过大，空调夏天温度不能过低，冬天的温度不能过高。外出运动，如爬山，海拔太高也要注意；如潜水，气压的改变也会导致我们鼻腔黏膜的血管破裂。所以在做这些运动的时候，要看我们自身的血压状况。如果自身的血压保持在比较好的状态，可以去做这些运动；如果血压太高，就不要去。爬山、潜水时，还是要对自己身体状况有一个判断。

主持人：都说出鼻血就是上火了，饮食上要注意哪些呢？

肖旭平教授：饮食上，除了多喝水以外，还要吃一些清淡的食物，如绿豆汤、香蕉等。为什么要这样呢？吃多了荔枝、橘子会上火，我觉得就是因为糖分的含量过高，引起血糖增高，热量过剩，可能会造成大便干燥。中医说上火、气血过盛，可能讲的就是这个。

主持人：教授，刚才您强调有一些食物糖分过高引起我们上火，也有一种说法是吃荔枝、橙子容易上火，表现是流鼻血，这种说法是科学的吗？

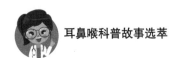

肖旭平教授：我们从西医角度来讲科学依据不是太足，比如说牛肉、羊肉等从中医角度来讲都不能吃，但是从西医角度来讲问题不太大，鼻塞的时候吃东西会没有味道，如果食物没有色香味或者我们没有味觉，闻不到香味，吃起来就寡然无味，食欲也下降了。

主持人：除此之外有没有什么保健操、按摩鼻子的方法可以教教大伙？

肖旭平教授：平时多按一下迎香穴。鼻唇沟这个位置，鼻翼的旁边有一个深深的沟，往里面压一压，揉一揉，一天3次，一次10～20下，对于保持鼻腔通畅、预防鼻部炎症都有一定的作用。

主持人：晚上睡觉的时候鼻子不通气了，换一个方向或者换姿势可能就好一点，所以鼻子是左右轮流工作的吗？

肖旭平教授：鼻子有一个鼻周期，也就是两侧鼻腔每2～7个小时会一个上班，一个下班。为什么要这样呢？有一个好处就是提醒我们要翻身，不然老是平躺或者侧睡，不翻身，血运就不好了。鼻子提醒我们"差不多了，你得翻个身"。如果是持续性的鼻塞，又有鼻出血，那就要看医生，有可能是鼻腔里长东西了。

用手机扫一扫，观看鼻出血的处理方法视频

主持人：感谢肖教授为我们分享科普知识！

在线候诊室观众提问环节

观众一：最近鼻子很干很不舒服，我该怎么办?

肖旭平教授：鼻子很干不舒服，可能是水分补充不足，要喝点水、绿豆粥，吃蔬菜、水果等。同时还要考虑是不是有过敏性鼻炎，有必要去医院检查一下鼻腔。

观众二：小孩子感冒严重导致鼻塞怎么处理?

肖旭平教授：小孩感冒鼻塞，多数是鼻炎引起的。还有一种情况是孩子鼻子后端有一个器官叫腺样体，如果腺样体肥大，也会导致孩子鼻塞，引起张口呼吸、颌面的发育异常，也就是上颌不发育，下颌发育。有些就是上颌前伸，下颌后缩，牙齿也不整齐，像龅牙都有可能与鼻子不通气有关系。所以孩子的鼻塞是要早期处理的。如果是普通的感冒，就要给孩子吃感冒药；如果合并了鼻炎、鼻窦炎，就需要在鼻腔滴入血管收缩剂，比如麻黄素。有一些人从国外买药，比如泰国药、日本药，我不主张。如果你买了这些药，只能够用5～7天，最好不要超过7天，超过7天可能会导致药物性鼻炎，即便你当时用了后不鼻塞了，也睡得好了。用海盐水进行鼻腔冲洗，对于轻微的鼻塞也是有用的。

（本节根据2021年9月23日湖南都市频道《健康生活家》栏目访谈内容整理而成）

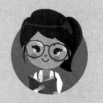